Inhaltsverzeichnis

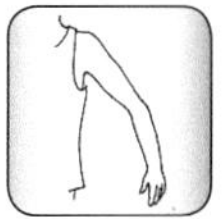

Körper

Sinne

Gesundheit

Inhaltsverzeichnis

Ernährung

Lösungen

Kennzeichnung des Schwierigkeitsgrades

leicht

mittel

schwer

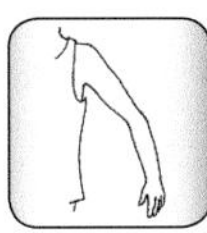

Mein Körper

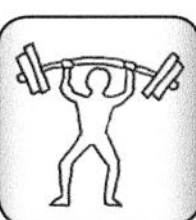

(1) **Beschrifte die Körperteile.**

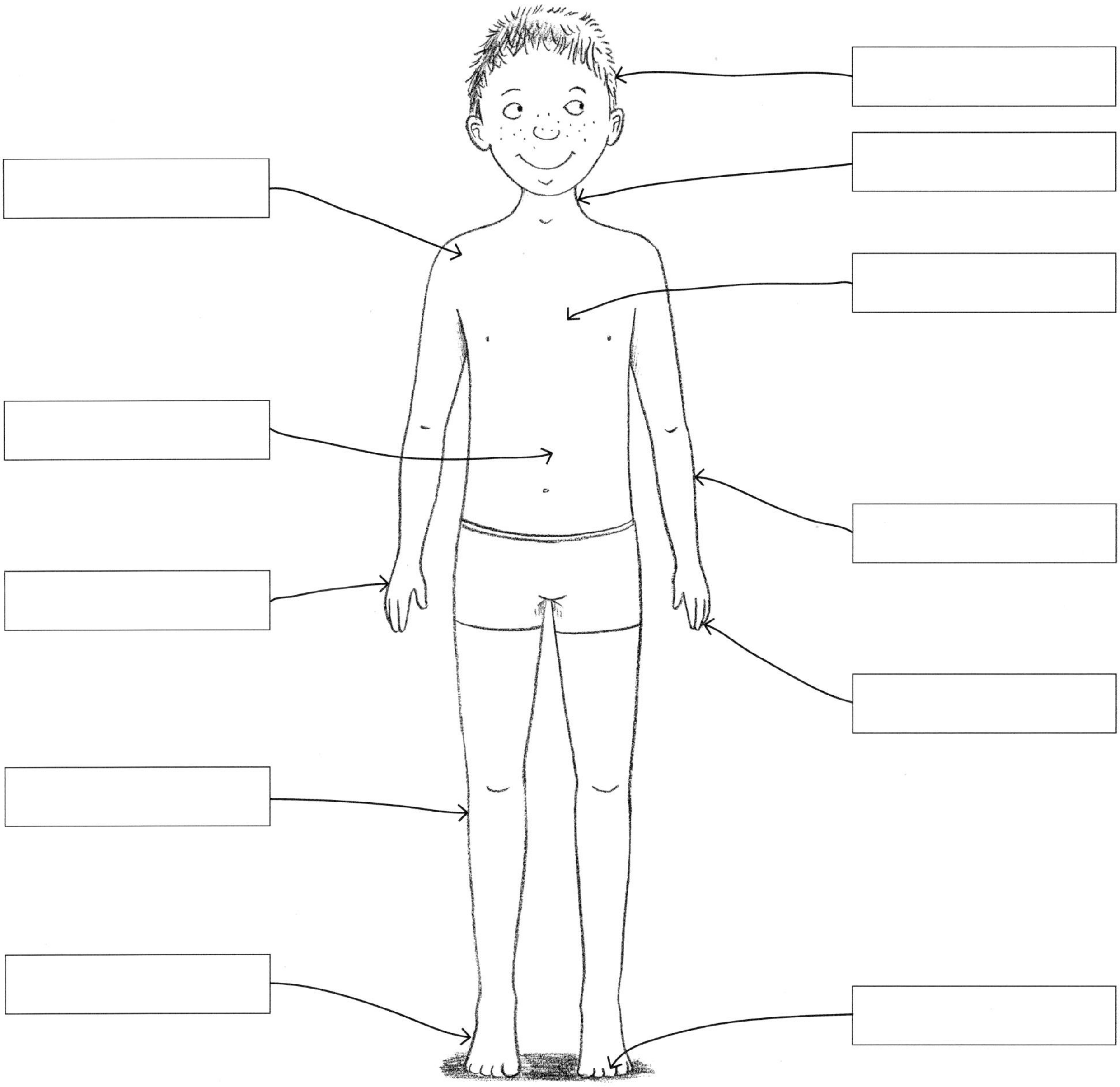

Schulter | Bein | Hand | Bauch | Zehen | Arm | Hals

Fuß | Kopf | Finger | Brust

(2) **Expertenaufgabe**

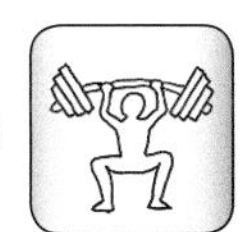

Ergänze die Abbildung um folgende Körperteile:
Oberarm, Unterarm, Ellenbogen, Oberschenkel, Unterschenkel, Knie

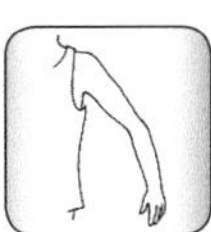

Das gehört zu meinem Körper (Suchsel)

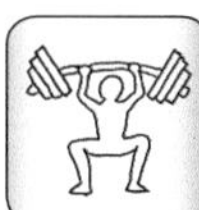

1 **Finde 23 Körperteile. Suche waagrecht → und senkrecht ↓.**

A	H	F	Z	A	R	G	H	K	N	O	P	X	S	M	S	E
B	L	I	N	D	D	A	R	M	S	D	V	B	N	A	S	E
A	B	N	W	E	Y	U	B	U	N	K	O	Ä	H	G	T	M
U	N	G	I	R	W	G	E	S	B	R	N	O	R	E	U	L
C	J	E	V	N	C	E	E	K	N	O	C	H	E	N	M	A
H	E	R	Z	N	L	N	Ä	E	X	Q	E	R	T	Z	U	I
L	Ö	N	R	P	B	O	I	L	M	C	S	E	A	C	F	G
T	H	Ä	N	D	E	N	I	N	L	M	U	N	D	T	I	D
Z	M	G	O	P	I	X	Y	Z	N	O	P	Q	W	R	N	T
B	N	E	K	L	N	E	R	A	I	U	O	P	R	Ö	G	Ä
G	N	L	R	L	E	B	E	R	R	T	N	F	Ü	ß	E	Ö
K	C	S	R	U	N	R	N	M	I	U	O	M	C	P	R	S
O	N	B	R	N	T	U	V	E	B	E	C	H	K	U	N	D
P	D	R	G	G	B	S	R	T	Z	U	N	G	E	B	I	M
F	Q	X	V	E	B	T	N	I	U	O	M	P	N	U	Ä	B

2 **Bestimmt kennst du noch mehr Körperteile. Schreibe sie auf.**

3 **Ordne die Körperteile aus Aufgabe 1 zu.**

a) Körperteile, die du von außen sehen kannst:

b) Körperteile, die man nicht von außen sehen kann.

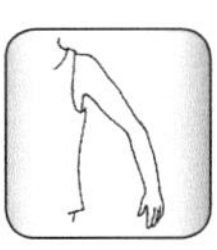

Die wichtigsten Teile des Skeletts

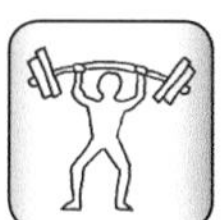

Hier siehst du die wichtigsten Teile unseres Skeletts.
Nummeriere die Bilder wie auf den Wortkarten.

1 Schädel

2 Brustkorb

3 Wirbelsäule

4 Becken

5 Arm

6 Bein

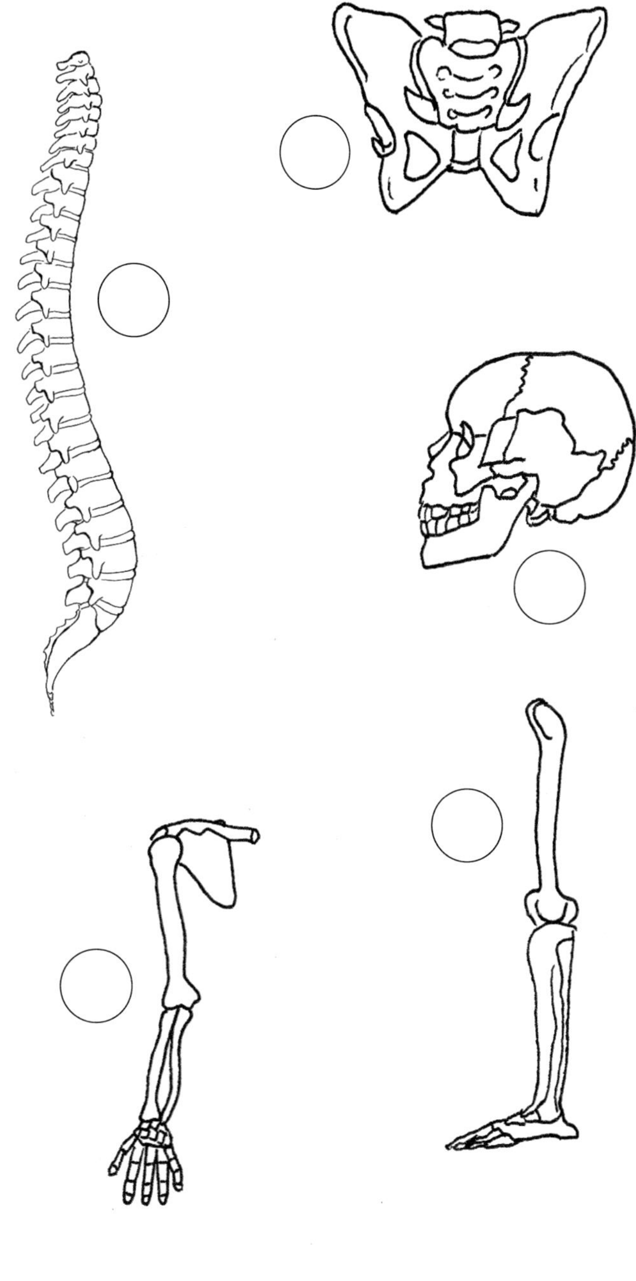

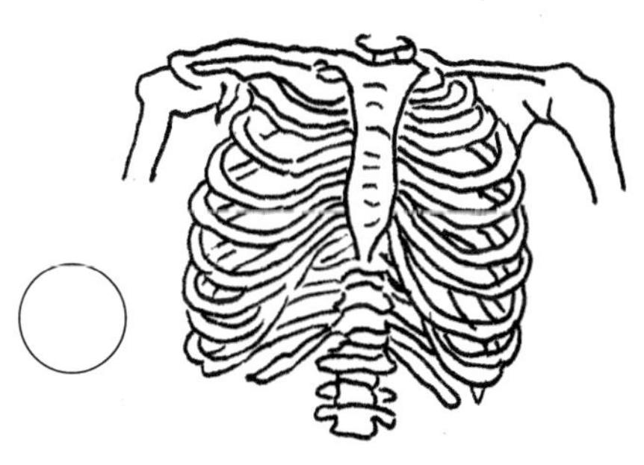

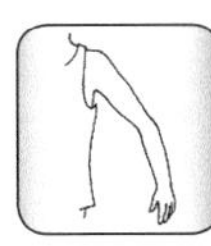

Das Skelett

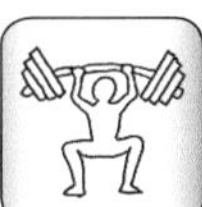

1 **Setze die fehlenden Wörter ein.**

stützen	Gelenke	Blutzellen	Wachstum	Knochen	Skelett
Knochenmark	hart	Knochenhaut	Gelenk	Knochens	

Das Gerüst aus Knochen nennt man _ _ _ _ _ _ _.

Es besteht aus über 200 _ _ _ _ _ _ _. Sie halten und

_ _ _ _ _ _ _ unseren Körper und schützen die Organe.

Die Knochen sind in Form und Größe unterschiedlich.

_ _ _ _ _ _ _ verbinden die Knochen miteinander.

In einem _ _ _ _ _ _ treffen zwei oder mehrere Knochen

zusammen. Die größeren Knochen sind innen hohl und mit

_ _ _ _ _ _ _ _ _ _ _ gefüllt. Das ist eine weiche

Masse, in der, wie im Knochen selbst, Blutgefäße und Nerven

liegen. Hier werden _ _ _ _ _ _ _ _ _ _ gebildet.

Gesunde Knochen sind stabil und außen _ _ _ _.

Um die Knochen herum befindet sich die _ _ _ _ _ _ _ _ _ _ _. Sie ist für

das _ _ _ _ _ _ _ _ des _ _ _ _ _ _ _ _ zuständig.

2 **Schau dir das Skelett genau an.**
Male den dicksten und längsten Knochen an.
Erkennst du ihn?

Das ist der O _ _ _ _ _ _ _ _ _ _ _ _ _ _ _ _ _ _.

Wusstest du, dass der kleinste Knochen in deinem Ohr sitzt?

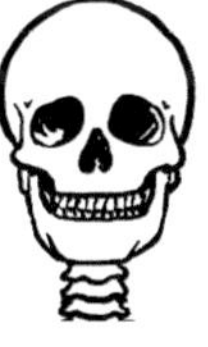

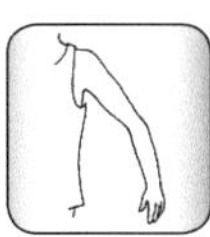

Die Wirbelsäule

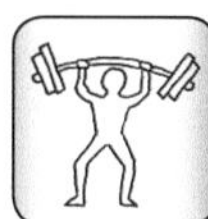

(1) **Lies den Info-Text aufmerksam.**

Das wichtigste Teil unseres Skeletts ist die Wirbelsäule. Sie ist für die Körperhaltung und den aufrechten Gang des Menschen zuständig. Die Wirbelsäule besteht aus 24 Knochen (Wirbeln). Von jedem Wirbel gehen Muskeln ab, die die Wirbelsäule stützen. Die Wirbel bewirken, dass wir uns drehen, bücken und strecken können. Zwischen den einzelnen Wirbeln liegt jeweils eine Bandscheibe. Die Bandscheiben verhindern, dass die Wirbel aneinander reiben und aufeinanderstoßen. Im Inneren der Wirbel befindet sich das Rückenmark. Es verbindet den Körper mit dem Gehirn.

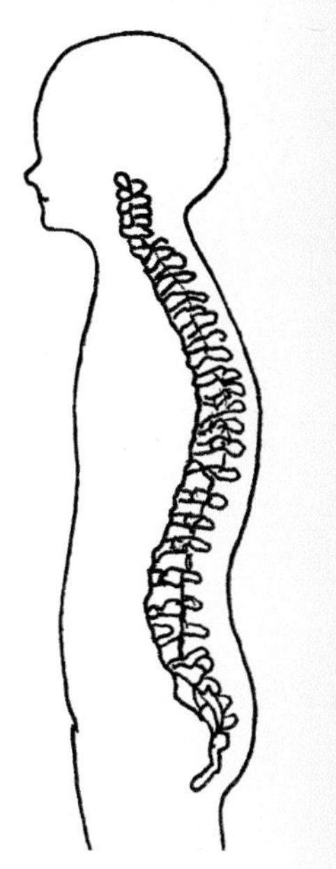

(2) **Beantworte die Fragen.**

a) Wie heißen die Knochen der Wirbelsäule?

____

b) Wo befindet sich das Rückenmark?

____

c) Wo liegen die Bandscheiben?

____

d) Welche Funktion haben die Bandscheiben?

____

c) Welche Aufgaben haben die Wirbel?

____

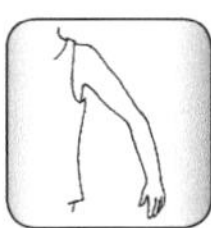

Unsere Gelenke

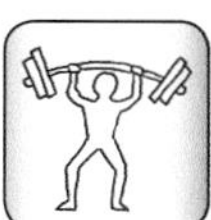

Die Knochen des Skeletts sind unbeweglich. Zwei oder mehrere Knochen sind an ihrem Ende durch Gelenke miteinander verbunden. Muskeln und Gelenke bewirken, dass wir einzelne Teile unseres Körpers bewegen können.

Beschrifte die Gelenke.

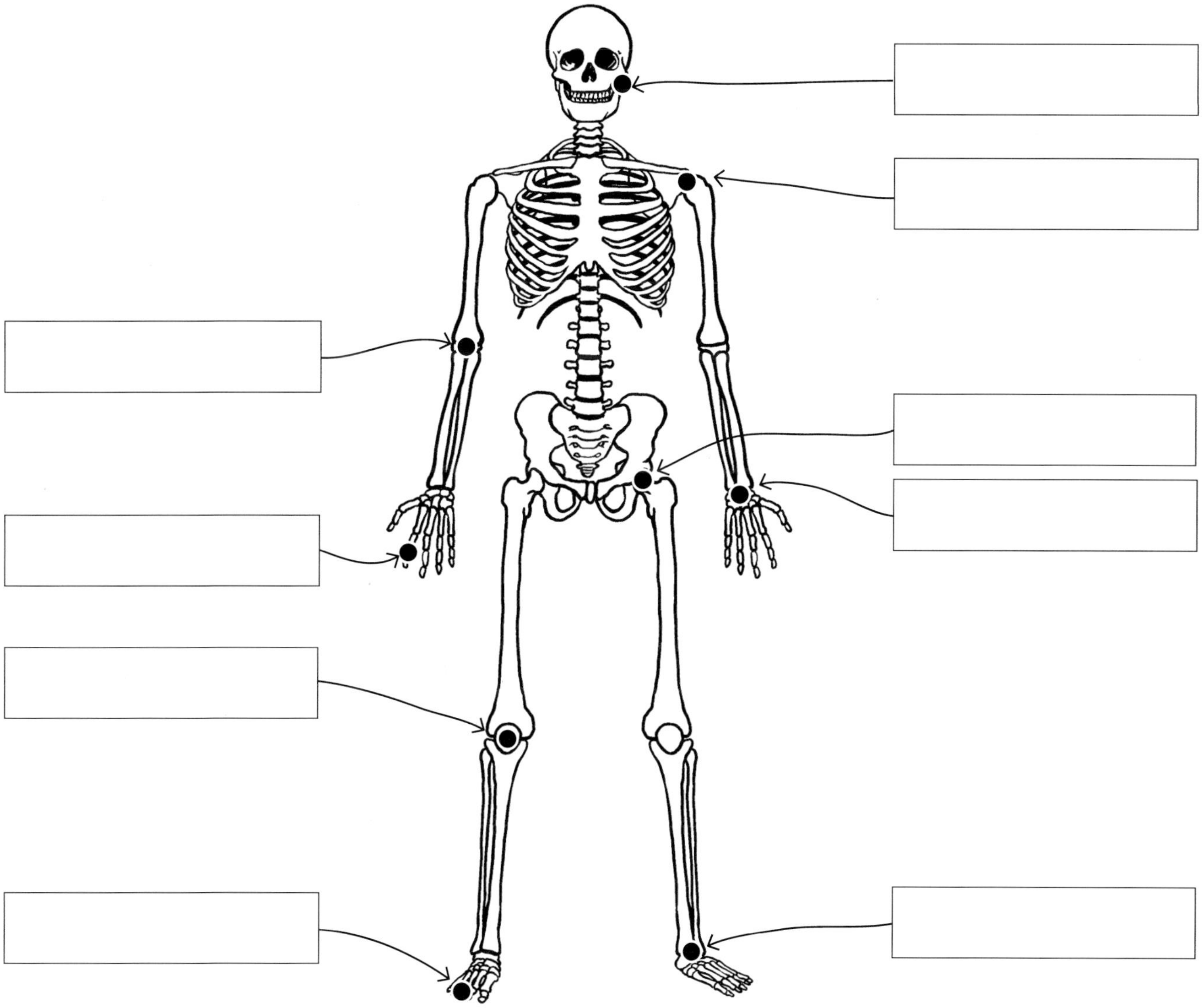

Kniegelenk	Handgelenk	Schultergelenk	Fingergelenke	Hüftgelenk
Kiefergelenk	Zehengelenke	Ellenbogengelenk	Fußgelenk	

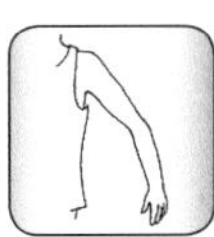

Gelenke machen uns beweglich

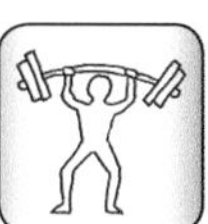

1. **Mach die Bewegungen nach.**
2. **Markiere jedes Gelenk, das du brauchst, mit einem roten Punkt.**
3. **Schreibe unter die Bilder die Namen der genutzten Gelenke.**

Kniegelenk	Handgelenk	Schultergelenk	Fingergelenke	Hüftgelenk
Kiefergelenk	Zehengelenke	Ellenbogengelenk	Fußgelenk	

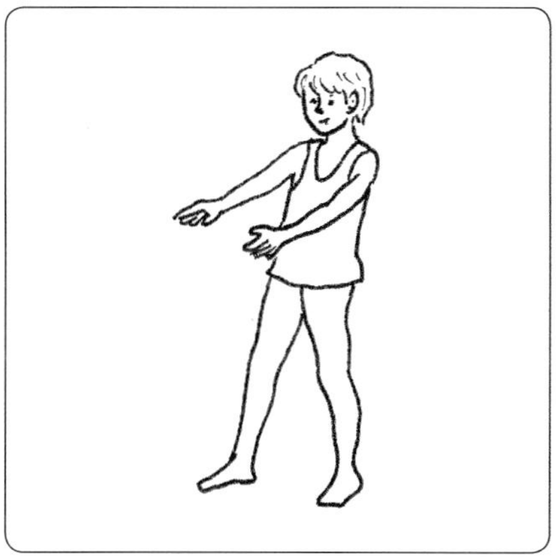

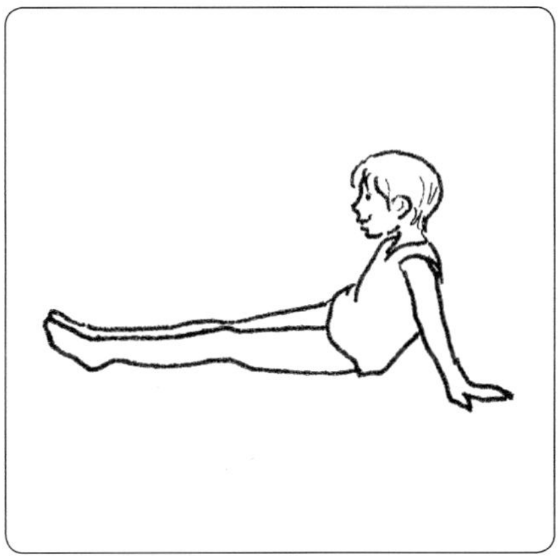

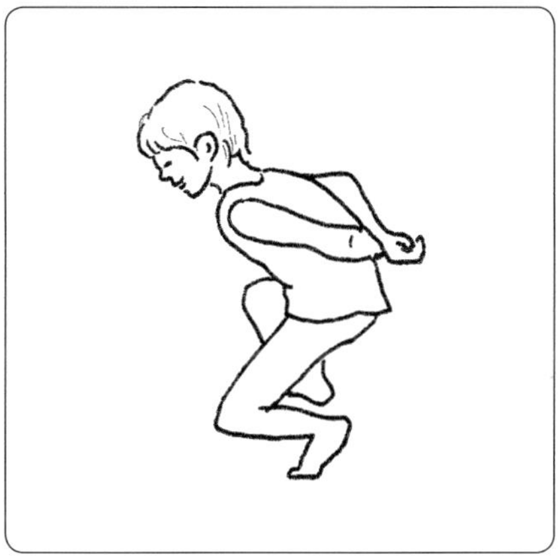

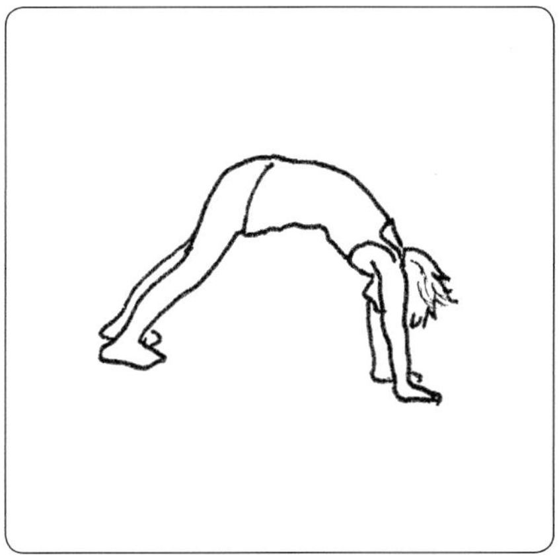

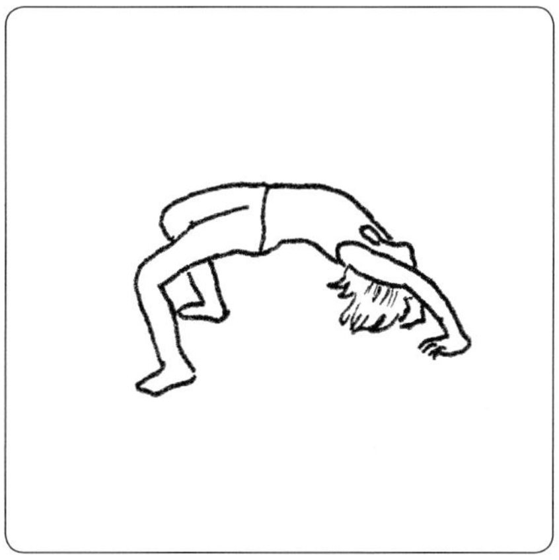

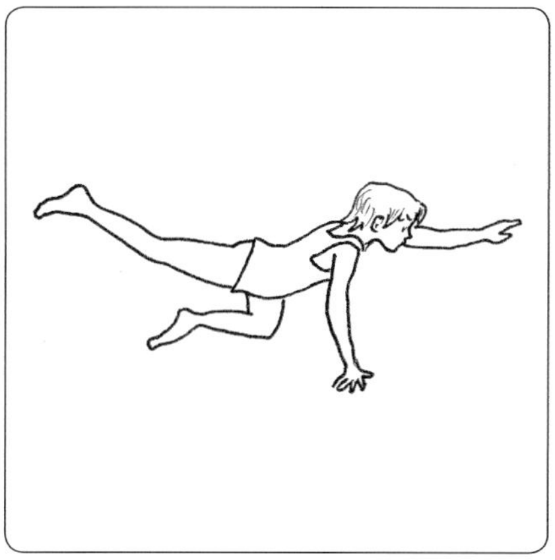

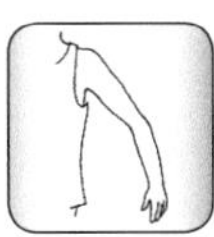

Muskeln bewegen uns

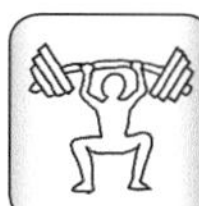

(1) **Lies den Info-Text aufmerksam durch.**

Überall in unserem Körper arbeiten mehr als 600 Muskeln. Allein im Gesicht hast du 50 Muskeln. Zum Lächeln nutzt du 17 Muskeln, zum Stirnrunzeln 20, zum Gehen sogar etwa 200. Der stärkste Muskel ist der Kaumuskel. Der kleinste Muskel befindet sich in deinem Ohr. Ohne Muskeln gibt es keine Bewegung. Wenn du in die Luft springst, deinen Arm hebst oder deinen Finger bewegst, sind dabei immer Muskeln beteiligt. Viele Muskeln sind mit Sehnen fest mit den Knochen verbunden.

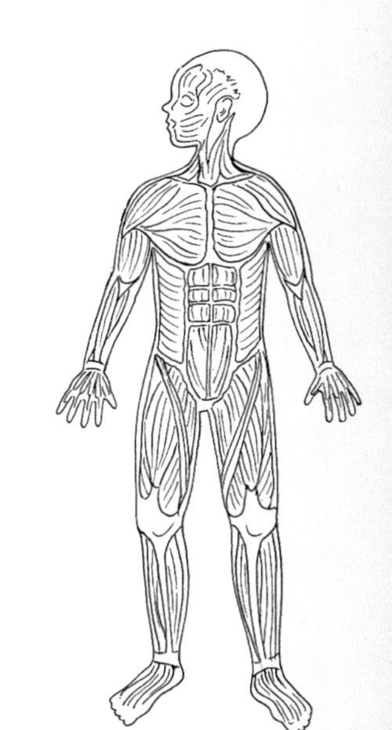

Jeder Muskel braucht für die Bewegung einen **Gegenspieler**.
Ein Beispiel:
Du hebst deinen Arm hoch. Dabei ziehen sich die Muskeln in Schulter und Oberarm zusammen und ziehen den Oberarmknochen hoch. Weil sich Muskeln immer nur in eine Richtung bewegen können, brauchen sie einen zweiten Muskel, der den ersten Muskel wieder streckt. So kannst du deinen Arm wieder herunternehmen.
Auch Herz, Magen und Darm werden durch Muskeln bewegt. Sie sind aber nicht mit den Knochen verbunden. All diese Muskeln können wir gar nicht beeinflussen. Und unser Herzmuskel ist sogar pausenlos in Bewegung.
Damit unsere Muskeln kräftig und gesund bleiben, müssen wir sie viel und oft bewegen.

(2) **Bearbeite die Aufgaben.**

a) Welcher Muskel deines Körpers ist der stärkste?

____

b) Warum braucht jeder Muskel einen Gegenspieler? Erkläre.

____

____

____

c) Wie viele Muskeln nutzt du zum Gehen? ________

zum Lächeln? ________

d) Ohne Muskeln gibt es keine __ __ __ __ __ __ __ __.

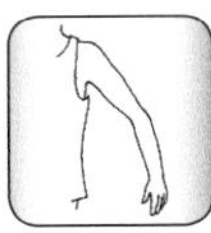

Muskeln bewegen uns

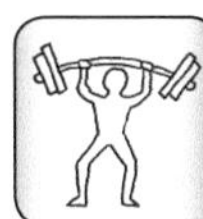

(1) **Lies den Info-Text aufmerksam durch.**

Ohne Muskeln gibt es keine Bewegung.
In unserem Körper befinden sich mehr als 600 Muskeln.
Meistens bemerken wir ihre Arbeit aber gar nicht. Zum Lächeln nutzt du 17 Muskeln, zum Gehen sogar etwa 200.

Muskeln können sich immer nur in eine Richtung bewegen.
Um eine Bewegung rückgängig zu machen, braucht jeder Muskel einen **Gegenspieler**.

Beispiel: Du hebst deinen Arm hoch. Dabei zieht ein Muskel den Oberarmknochen nach oben. Damit du den Arm wieder herunternehmen kannst, muss der Gegenspieler den Muskel wieder strecken.

Damit unsere Muskeln kräftig und gesund bleiben, müssen wir sie viel und oft bewegen.

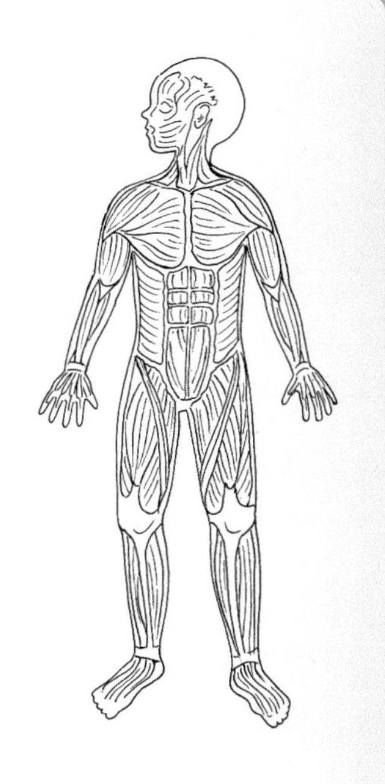

(2) **Bearbeite die Aufgaben.**

a) In deinem Körper arbeiten ungefähr ________ Muskeln.

b) Wie viele Muskeln nutzt du zum Gehen? ________

zum Lächeln? ________

c) Du drehst deinen Kopf nach rechts. Was würde geschehen, wenn der Muskel mit dem du den Kopf gedreht hast, keinen Gegenspieler hätte?

____

____

____

d) Muskeln können sich immer nur in eine ___ ___ ___ ___ ___ ___ ___ ___ bewegen.

e) Ohne Muskeln gibt es keine ___ ___ ___ ___ ___ ___ ___ ___.

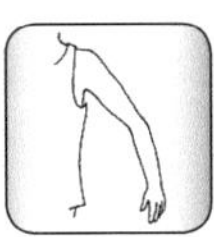

Unsere Atmung

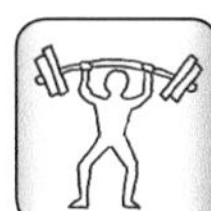

① **Lies den Info-Text aufmerksam durch.**

Die Lunge besteht aus zwei **Lungenflügeln**. Darin befinden sich unzählige winzige Luftröhrchen, die in kleinen Bläschen enden. Wenn du einatmest, gelangt die Luft durch die **Luftröhre** in die Röhrchen in der Lunge und von dort weiter in die Bläschen. Die dünnen Wände der Bläschen geben den Sauerstoff dann an das Blut weiter. Das Blut transportiert den Sauerstoff in deinen ganzen Körper. Dort wird der Sauerstoff verbraucht und es entsteht **Kohlendioxid**. Das ist ein schädliches Gas, das der Körper nicht verwerten kann. Deshalb wird es wieder in die Lunge transportiert und ausgeatmet.

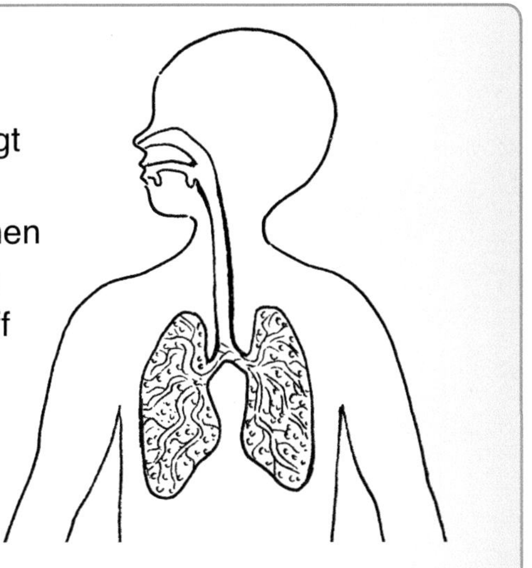

② **Richtig (r) oder falsch (f)?**

	r	f
1. Ausgeatmete Luft enthält wenig Sauerstoff.	A	B
2. Die Lunge besteht aus zwei Lungenflügeln.	T	L
3. Durch die Luftröhre gelangt Sauerstoff in den ganzen Körper.	S	M
4. Durch die dünne Haut der Bläschen gelangt Sauerstoff in das Blut.	U	P
5. In jedem Lungenflügel befinden sich nur wenige Lungenröhrchen.	D	N
6. Kohlendioxid ist schädlich für unseren Körper.	G	F

Lösung: ___ ___ ___ ___ ___ ___
1 2 3 4 5 6

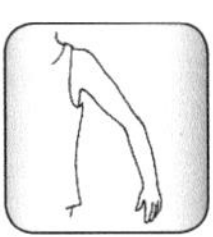

Luft anhalten (Versuch)

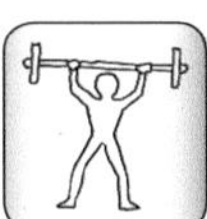

Aufgabe: Finde heraus, wie lange du die Luft anhalten kannst.
Bearbeite den Versuch mit einem Partner.

Ihr braucht:

- Stoppuhr
- Arbeitsblatt für jeden Schüler

So geht es:

1. Atme normal ein.
   Schließe deinen Mund und halte deine Nase zu.
   Dein Partner misst mit der Stoppuhr, nach welcher Zeit du wieder atmest.
   Notiere.
2. Hole diesmal tief Luft und wiederholt den Versuch.
3. Tauscht die Rollen.

Meine Vermutung:

____

____

____

Meine Beobachtung:

1. Normal einatmen: ______________________________
2. Tief einatmen: ______________________________

Meine Begründung:

____

____

____

____

Kennst du Situationen, in denen es wichtig ist, die Luft anzuhalten?

____

____

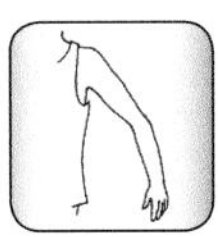

Luft ausatmen (Versuch)

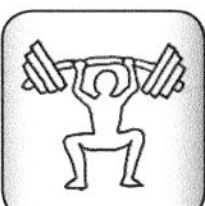

Aufgabe: Finde heraus, wie viel Luft du mit einem Atemzug ausatmest.
Bearbeite den Versuch mit einem Partner.

Notiere zuerst deine Vermutung, bevor ihr mit dem Versuch beginnt.

Ihr braucht:

- leere Plastikflasche (2 Liter)
- Messbecher 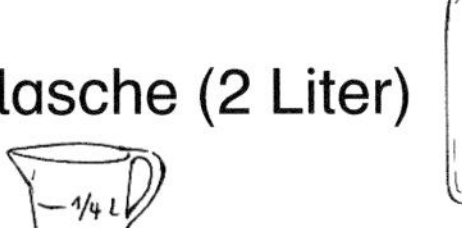
- Trichter 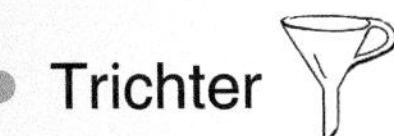
- Trinkhalm mit Knick 
- Schüssel mit Wasser
- Wasserfester Filzstift
- Forscherbogen (Luft ausatmen) für jeden Schüler

So geht es:

1. Messt ¼ Liter Wasser mit dem Messbecher ab.
2. Füllt das Wasser mit dem Trichter in die Flasche. Markiert den Wasserstand mit dem Filzstift auf der Flasche. Gießt nun erneut ¼ Liter Wasser in die Flasche. Markiert wieder den Wasserstand. Wiederholt dies 8-mal.
3. Verschließt die Flasche.
4. Stellt die Flasche mit der Öffnung nach unten in die Wasserschüssel.
5. Öffnet die Flasche unter Wasser.
6. Schiebt den Trinkhalm durch das Wasser in den Flaschenhals.

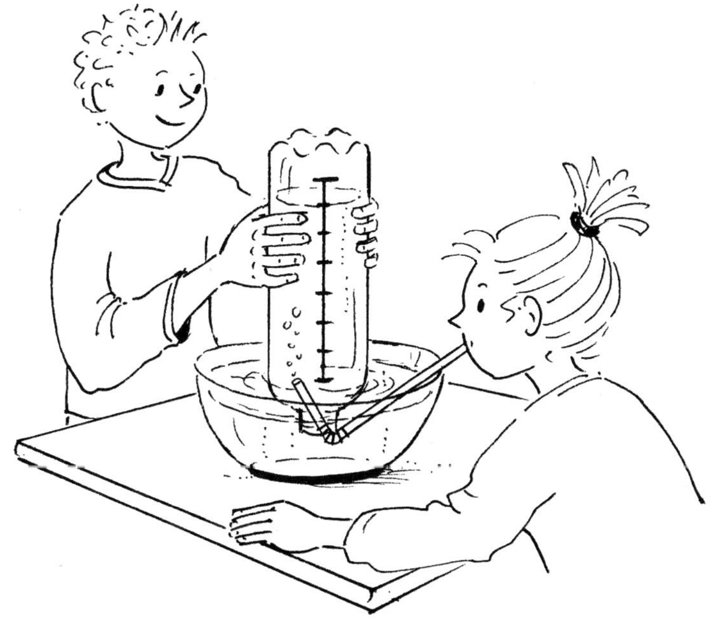

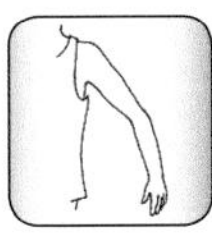

Luft ausatmen (Forscherbogen)

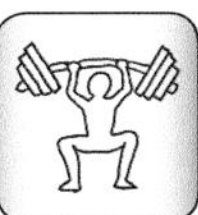

? **Meine Vermutung:**

____

____

____

! **Meine Vorgehensweise:**

____

____

____

____

____

! **Mein Ergebnis und meine Begründung:**

____

____

____

____

____

____

____

____

____

! **Vergleiche dein Ergebnis mit deinem Partner und anderen Schülern.**

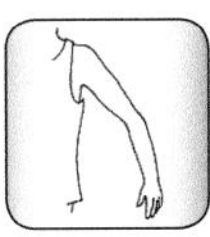

Puls messen (Versuch)

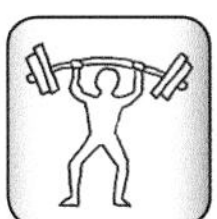

Das Herz ist ein starker Muskel, der alle Organe und Muskeln unseres Körpers mit Sauerstoff versorgt. Mit jedem Herzschlag wird Blut durch die Adern unseres Körpers geschickt. Das nennt man **Puls**. Der Herzschlag oder Puls entsteht durch das Zusammenziehen des Herzmuskels. Wenn wir uns bewegen, brauchen unsere Muskeln mehr Sauerstoff. Wir atmen schneller und unser Herz pumpt das Blut schneller durch den Körper – der Puls erhöht sich. Bei Kindern geht der Puls schneller als bei Erwachsenen. 100 Schläge pro Minute in Ruhe und 160 Schläge pro Minute in Bewegung sind normale Werte.

Aufgabe: Finde heraus, wie oft dein Herz in einer Minute schlägt.
Bearbeite den Versuch mit einem Partner.

Ihr braucht:

- Stoppuhr
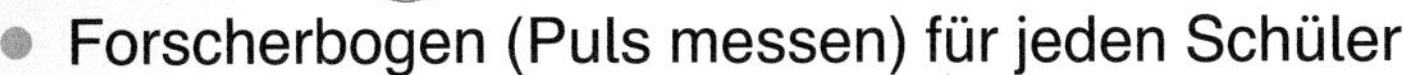
- Forscherbogen (Puls messen) für jeden Schüler

So geht es:

1. Setze dich ganz entspannt und ruhig auf den Boden. Suche mit der Hand die Stelle an Hals oder Handgelenk, an der du deinen Puls gut fühlen kannst. Lege deine Hand leicht darauf.
   Dein Partner startet die Stoppuhr.
   Zähle 30 Sekunden lang die Anzahl deiner Pulsschläge.
   Verdopple die Anzahl und notiere sie auf deinem Forscherbogen.

2. Laufe nun schnell um den Pausenhof und springe 10-mal wie ein Hampelmann.
   Zähle anschließend wieder im Sitzen deine Pulsschläge.
   Notiere.

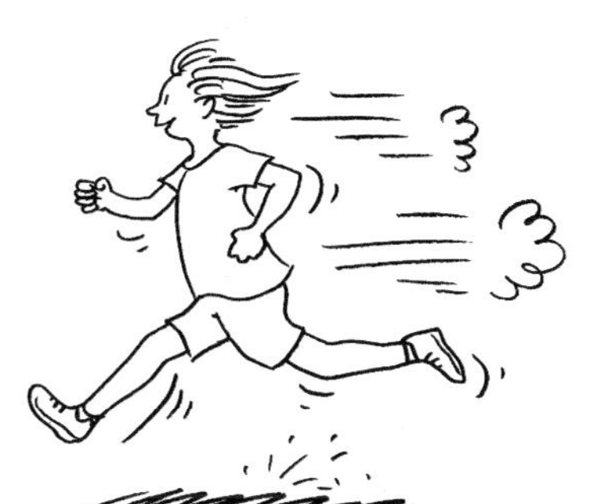

3. Tauscht die Rollen.

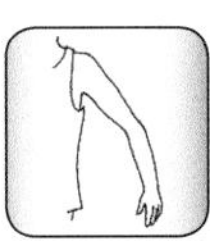

Puls messen (Forscherbogen)

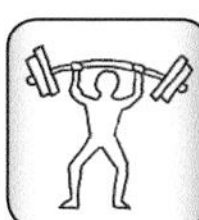

Meine Vermutung:

____

____

____

Meine Beobachtung:

Im Ruhezustand habe ich __________ Pulsschläge in einer Minute gezählt.

Nach Laufen und Springen habe ich ________ Pulsschläge gezählt.

Meine Begründung:

Im Ruhezustand schlägt mein Herz __________________, deshalb spüre ich

____________________ Pulsschläge.

Nach sportlicher Bewegung schlägt mein Herz ___________________.

Nun fühle ich ___________ Pulsschläge.

schnell	weniger	langsam	mehr

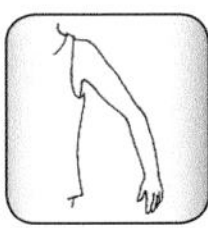

Der Blutkreislauf

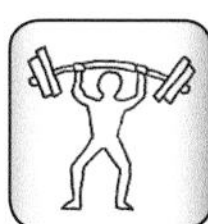

1 **Setze die fehlenden Wörter ein.**

Blut | Sauerstoff | Kammern | Lunge | Kreislauf | Kohlendioxid

Lunge | Organen | Kreislauf | Sauerstoff | Herz

Ein Vorgang, der nie endet, wird __________ genannt.

Der __________ beginnt von neuem.

Der „Motor“ unseres Blutkreislaufs ist das _____.

Das sauerstoffarme Blut fließt nun zurück in die rechte Herzkammer und von da aus wieder in die _____.

Das Herz besteht aus zwei ________.

Es nimmt ________-________ und andere Abfallstoffe auf.

Die rechte Herzkammer pumpt das Blut in die _____.

Das Blut gibt __________ und wichtige Nährstoffe an die Zellen ab.

Beim Einatmen wird das Blut mit __________ angereichert.

Von hier aus wird das Blut zu allen ________ und Zellen gepumpt.

Nun fließt das sauerstoffreiche _____ in die linke Herzkammer.

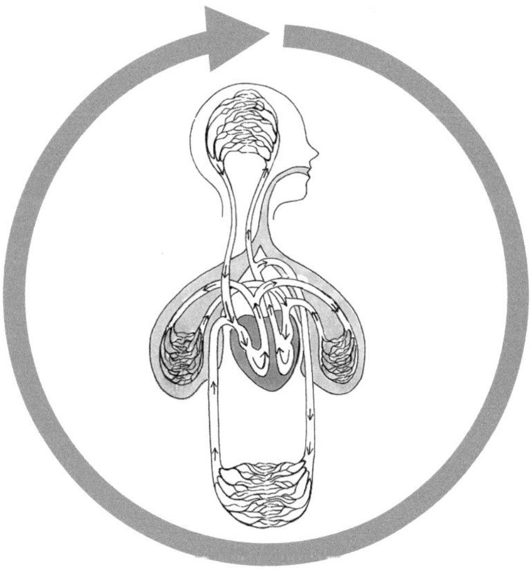

2 **Expertenaufgabe**

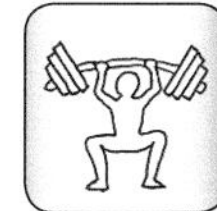

Finde eine passende Überschrift für die folgende Aufzählung.

1. Transport von Sauerstoff durch den Körper
2. Transport von Nährstoffen zu Organen und Zellen
3. Transport von Kohlendioxid und anderen Abfallstoffen aus den Zellen
4. Transport von Abwehrstoffen gegen Krankheiten
5. Regulierung der Körpertemperatur

Meine Überschrift: ______________________________

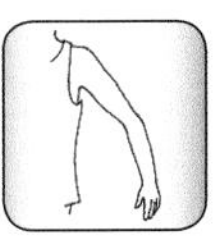

Die Verdauung

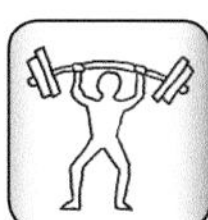

In unserer Nahrung sind Nährstoffe enthalten, die unser Körper braucht, um Energie zu produzieren. Bei der Verdauung werden Nährstoffe und unverdauliche Abfallstoffe voneinander getrennt.

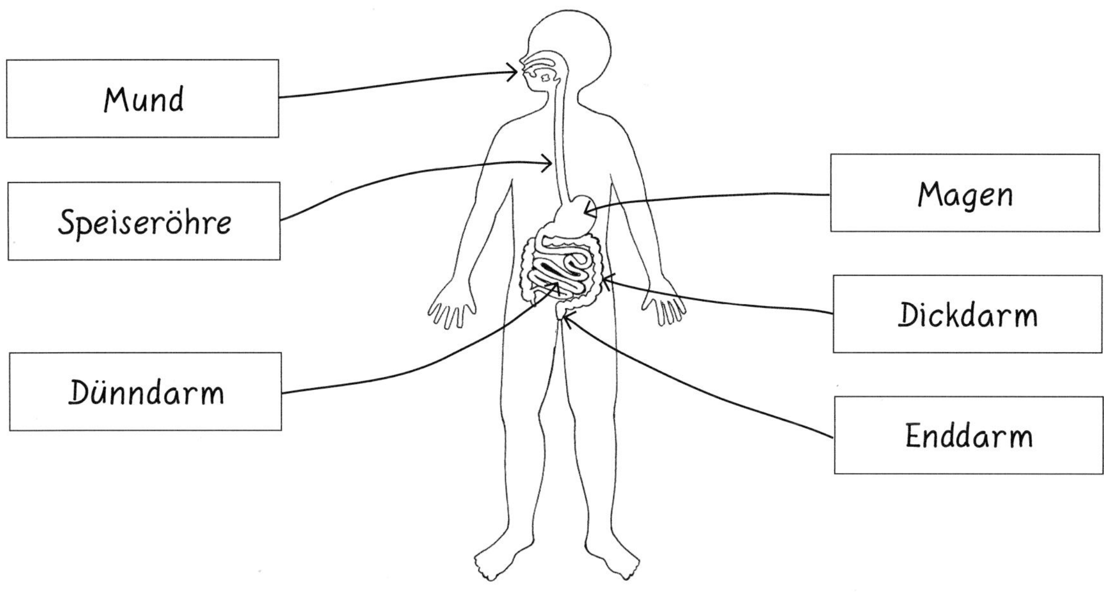

Bringe die Sätze in die richtige Reihenfolge.

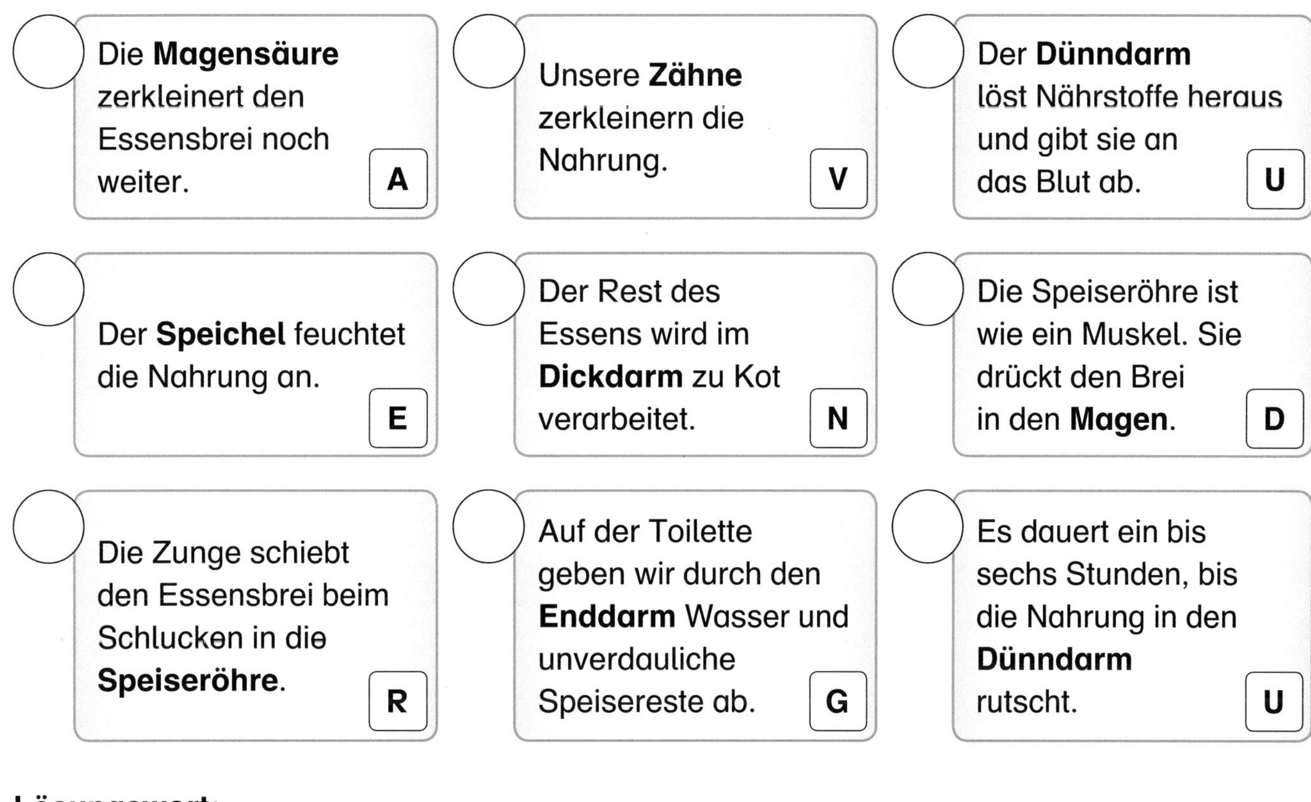

Lösungswort: ___ ___ ___ ___ ___ ___ ___ ___ ___
1 2 3 4 5 6 7 8 9

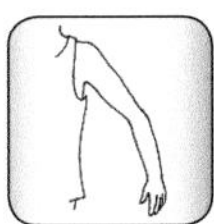

Die Verdauung

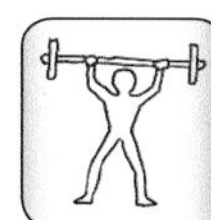

In unserer Nahrung sind Nährstoffe enthalten, die unser Körper braucht, um Energie zu produzieren. Bei der Verdauung werden Nährstoffe und unverdauliche Abfallstoffe voneinander getrennt.

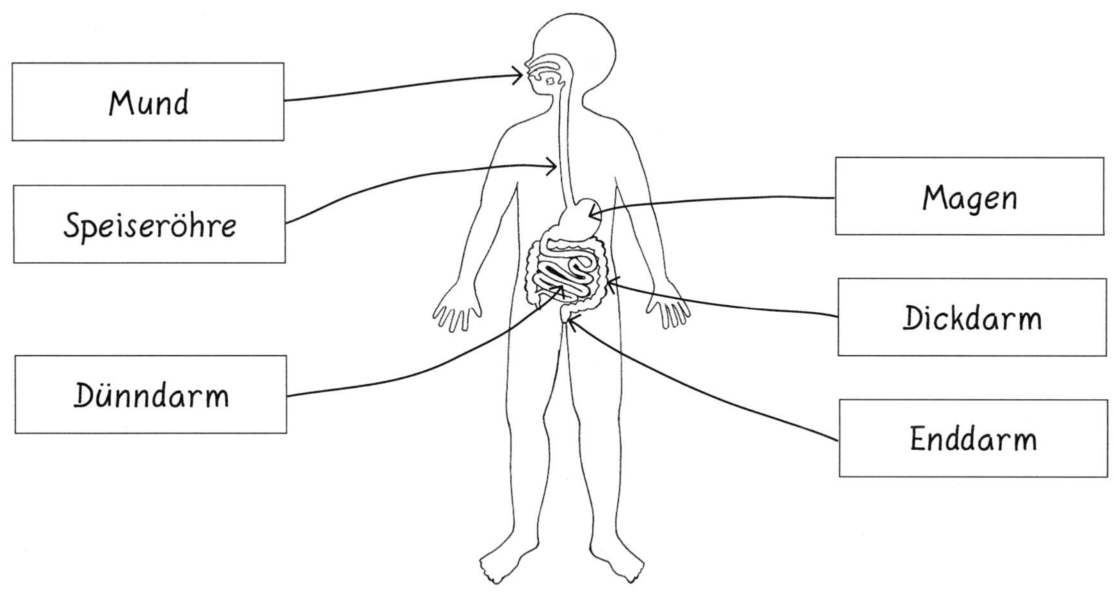

Setze die fehlenden Wörter ein.

Magen | Zunge | Blut | Kot | Zähnen | Dünndarm | Speichel

Mund | Nährstoffe | Dickdarm | Enddarm | Speiseröhre | Magensäure

Im **M** ___ ___ ___ wird die Nahrung von den **Z** ___ ___ ___ ___ ___ zerkleinert und mit **S** ___ ___ ___ ___ ___ ___ ___ vermischt. Die **Z** ___ ___ ___ ___ schiebt den Essensbrei in die **S** ___ ___ ___ ___ ___ ___ ___ ___ ___ ___. Sie ist wie ein Muskel und drückt die Speisen nach unten in den **M** ___ ___ ___ ___ . Hier wird der Speisebrei von der **M** ___ ___ ___ ___ ___ ___ ___ ___ ___ noch einmal zerkleinert. Nach ein bis sechs Stunden rutscht der Brei in den **D** ___ ___ ___ ___ ___ ___ ___. Dieser hat die Aufgabe, wichtige **N** ___ ___ ___ ___ ___ ___ ___ ___ ___ herauszulösen und ins **B** ___ ___ ___ abzugeben. Der Rest des Essens wird im **D** ___ ___ ___ ___ ___ ___ ___ von Bakterien zersetzt und zu **K** ___ ___ verarbeitet. Auf der Toilette geben wir durch den **E** ___ ___ ___ ___ ___ ___ Wasser, Bakterien und unverdauliche Speisereste ab.

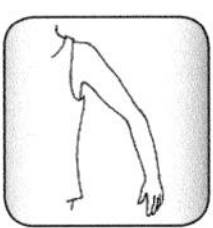

Innere Organe 1 (Gruppenarbeit)

Herz, Lunge, Magen, Nieren, Leber und Darm nennt man innere Organe.

1. **Bildet Sechsergruppen.**
   Verteilt die Organe untereinander.
   Informiert euch im Internet, im Lexikon oder in Schulbüchern über die inneren Organe.
   Vervollständigt die Steckbriefe auf den Kärtchen.

2. **Malt die Organe in der angegebenen Farbe aus und schneidet die Kärtchen aus.**

3. **Fertigt ein Plakat mit euren Informationen.**

4. **Tragt die Informationen der Klasse vor.**

Die inneren Organe

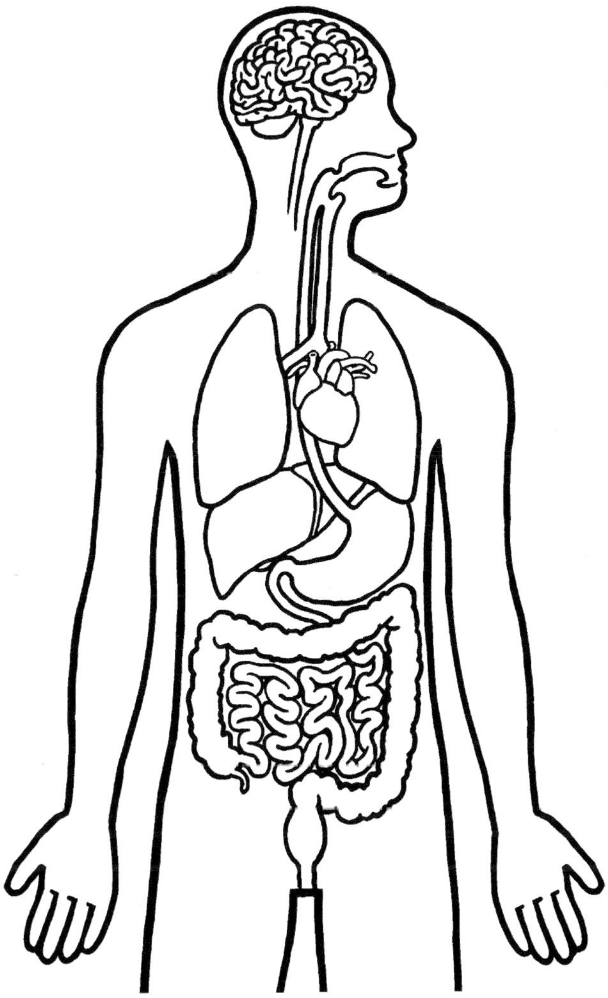

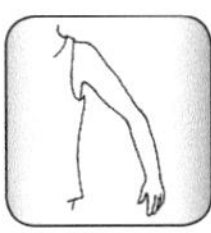

Innere Organe 2 (Gruppenarbeit)

Herz (rot)

Aussehen: ______________________________

____

Aufgabe: ______________________________

____

Besonderheit: ______________________________

____

Lunge (blau)

Aussehen: ______________________________

____

Aufgabe: ______________________________

____

Besonderheit: ______________________________

____

Magen (gelb)

Aussehen: ______________________________

____

Aufgabe: ______________________________

____

Besonderheit: ______________________________

____

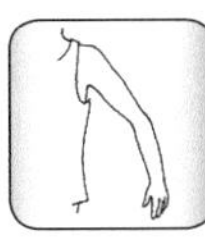

Innere Organe 3 (Gruppenarbeit)

Nieren (orange)

Aussehen: ______________________________

____

Aufgabe: ______________________________

____

Besonderheit: ______________________________

____

Leber (braun)

Aussehen: ______________________________

____

Aufgabe: ______________________________

____

Besonderheit: ______________________________

____

Darm (grün)

Aussehen: ______________________________

____

Aufgabe: ______________________________

____

Besonderheit: ______________________________

____

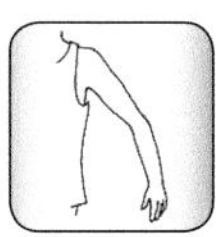

Das weiß ich jetzt über meinen Körper

Beantworte die Fragen mit deinen eigenen Worten.

1. Welche Körperteile gehören zu deinem Arm?

2. Welche Aufgabe hat unser Skelett?

3. Welche Aufgabe hat die Wirbelsäule?

4. Wo befindet sich das Rückenmark?

5. Wozu brauchst du Muskeln?

6. Was können wir tun, damit unsere Muskeln kräftig und gesund bleiben?

7. Wo befinden sich die Bandscheiben?

8. Nenne drei Gelenke in deinem Bein.

9. Wodurch entsteht der Herzschlag?

10. Welche Aufgabe hat die Magensäure bei der Verdauung?

11. Welche Inneren Organe kennst du?

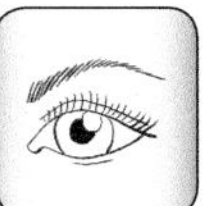

Unsere fünf Sinne

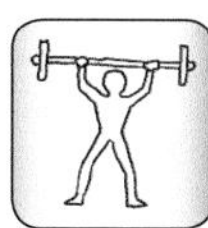

Unser Gehirn verarbeitet pausenlos, was um uns herum geschieht. Obwohl es im Inneren des Schädels liegt, nimmt es trotzdem wahr, was draußen passiert. Dazu nutzt es unsere Sinnesorgane. Sie fangen die Reize der Umwelt auf und senden sie über die Nerven zum Gehirn.

Kennst du deine 5 Sinne? Schreibe sie auf und notiere dahinter die Sinnesorgane.

	Sinn	**Sinnesorgan**
1	____________________	____________________
2	____________________	____________________
3	____________________	____________________
4	____________________	____________________
5	____________________	____________________

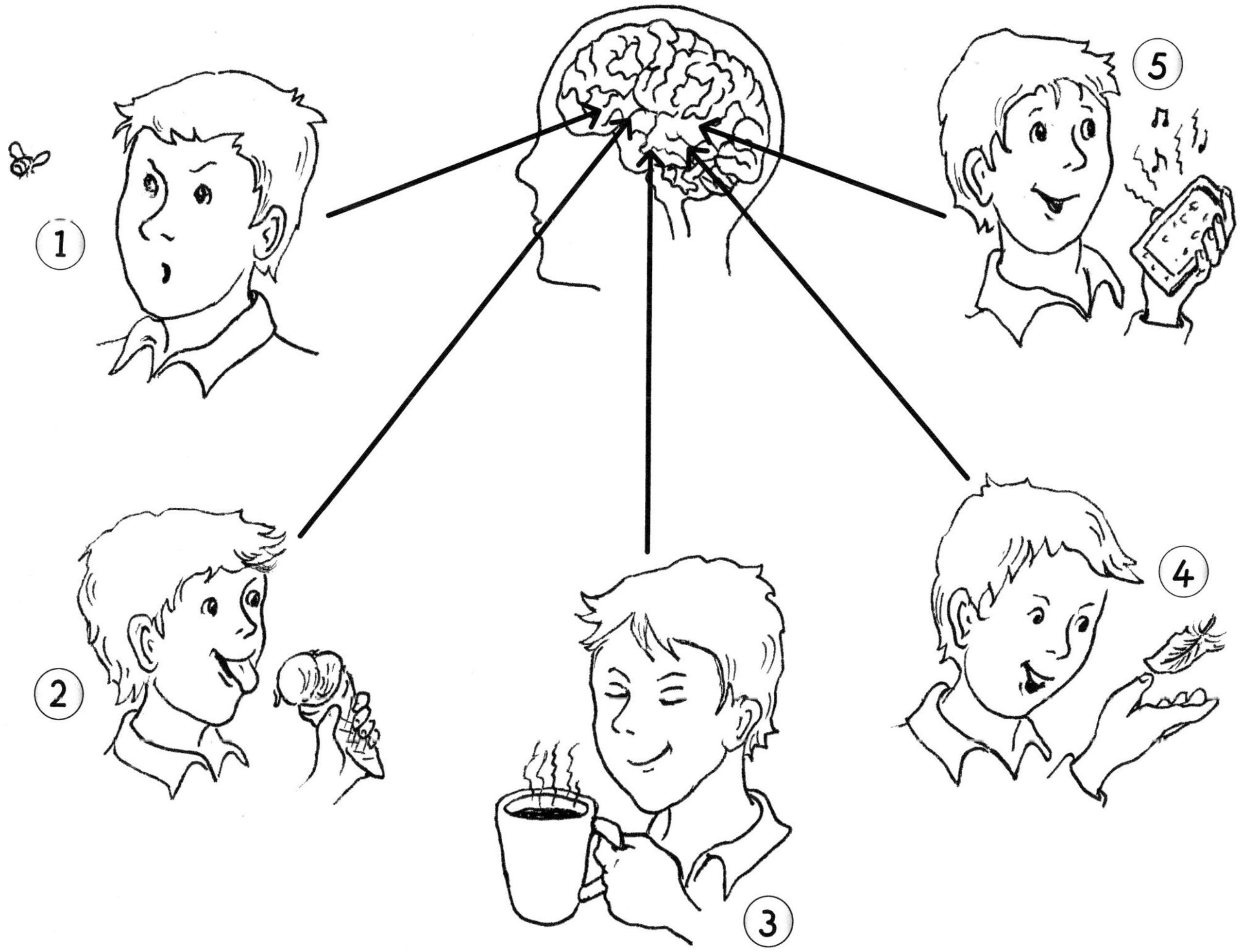

1

2

3

4

5

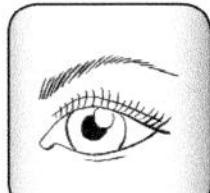

Der Geschmackssinn – die Zunge

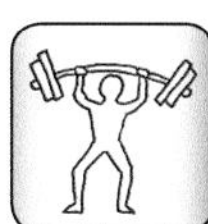

1 **Bringe die Sätze in eine sinnvolle Reihenfolge.**

◯ Unsere Zunge erkennt vier wichtige Geschmacksrichtungen. **N**

◯ Die Informationen über den Geschmack werden durch die Nerven zum Gehirn geleitet. **E**

◯ Für den Geschmack ist unsere Zunge zuständig **Z**

◯ Am Rand der Zunge liegen die Geschmacksknospen. **U**

◯ Diese sind süß, sauer, salzig und bitter. (Es gibt auch noch den Geschmack „umami“. Das Wort stammt aus dem Japanischen und bedeutet herzhaft, würzig). **G**

Meine Lösung: ___ ___ ___ ___ ___
1 2 3 4 5

2 **Deine Zunge nimmt die Geschmacksrichtungen an verschiedenen Stellen wahr.**

Male an:

- süß – lila
- salzig – blau
- sauer – grün
- bitter – orange

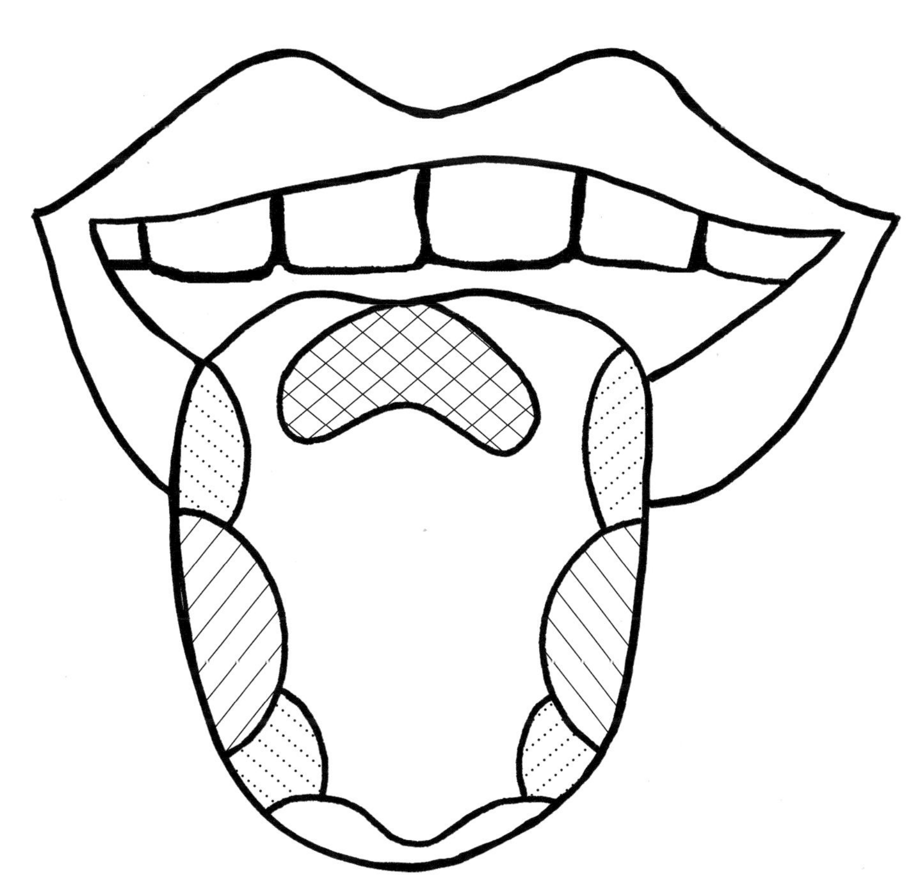

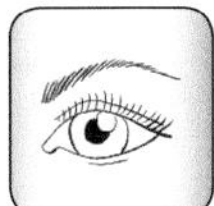

Das kann deine Zunge (Experiment)

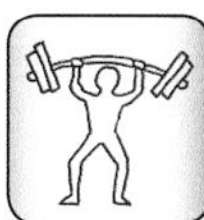

1 **Partneraufgabe:**
Findet heraus, wo die Zunge die Geschmacksrichtungen süß, sauer, bitter und salzig erkennen kann.

Ihr braucht: Zuckerwasser (süß), Salzwasser (salzig), Zitronenwasser (sauer), kalten Kaffee (bitter), vier Wattestäbchen

So arbeitet ihr: Taucht die Wattestäbchen in eine der Flüssigkeiten. Berührt damit leicht die verschiedenen Bereiche der Zunge. Achtung: Es darf nicht tropfen!

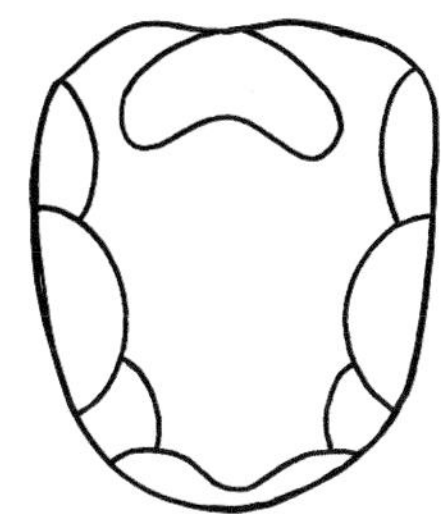

Wo konntet ihr die einzelnen Geschmacksrichtungen am besten erkennen?

2 **Partneraufgabe:**
Findet heraus, wie gut ihr Nahrungsmittel erschmecken könnt.

Ihr braucht: Verschiedene Nahrungsmittel (z. B. Jogurt, Milch, Apfelmus, Ananas, Gummibärchen, Essig, Zitronensaft, ...)

So arbeitet ihr: Binde deinem Partner die Augen zu.
Gib deinem Partner jeweils eine kleine Probe der Nahrungsmittel.

Welche Nahrungsmittel waren ...

a) ... leicht zu erkennen? ______________________________

b) ... schwer zu erkennen? ______________________________

3 **Expertenaufgabe**

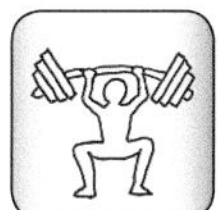

Partneraufgabe: Findet heraus, was in eurem Smoothie steckt.

Ihr braucht: Verschiedene Obst- und Gemüsesorten, Wasser, Mixer oder Smoothiemaker, kleines Messer und Schneidebrettchen

So arbeitet ihr: Stellt für euren Partner aus 3–4 Obst- und Gemüsesorten einen Smoothie her. Verdünnt ihn mit Wasser.
Lasst euren Partner den Inhalt des Smoothies erschmecken.

Ergebnis: In meinem Smoothie sind:

__________ __________ __________ __________

☐ ☐ ☐ ☐

Kreuze an, was dein Partner richtig erkannt hat.

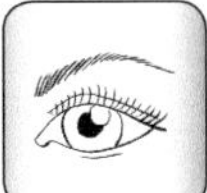

Der Geruchssinn – die Nase (Experiment)

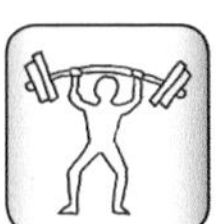

Unsere Nase kann bis zu 4000 Gerüche unterscheiden. Beim Einatmen durch die Nasenlöcher gelangen die Duftstoffe auf die **Nasenschleimhaut**. Dort sitzen die Sinneszellen. Sie geben die Gerüche über die Nerven an das Gehirn weiter.

1) **Partneraufgabe: Testet, wie gut ihr riechen könnt.**

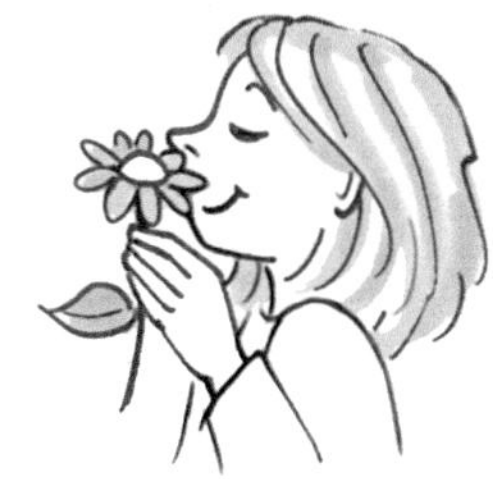

Ihr braucht: Verschiedene Dinge und Lebensmittel, z. B. Banane, Hautcreme, Käse, Zitrone, Wurst, Blüten, Kaffee, Erde, …

So arbeitet ihr: Füllt die unverpackten Dinge in kleine Döschen oder gut verschlossene Plastiktüten. Verbinde deinem Partner die Augen. Lass deinen Partner nacheinander an den Döschen riechen.

Welche Dinge erriecht dein Partner …

a) … gut?

____

b) … gar nicht?

____

Woran könnte es liegen, dass ihr manche Gerüche gar nicht erkennt?

____

2) **Setze die fehlenden Wörter ein.**

Viele Sachen können wir am ____________ erkennen. Besonders, wenn wir sie schon einmal ____________ haben. Unser ____________ speichert das Bild und den dazugehörigen Geruch. So können wir ____________ Dinge erriechen, auch wenn wir sie nicht sehen. Unbekannte Sachen sind ____________ oder gar nicht zu erriechen.

Gehirn	gesehen
schwer	bekannte
Geruch	

Der Geruchssinn überprüft unsere Atemluft und warnt uns vor Rauch und schädlichen Gasen. Auch ungenießbares Essen können wir über den Geruch erkennen!

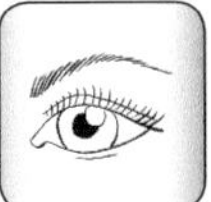

Der Gehörsinn – das Ohr

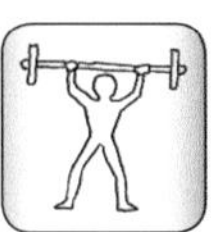

1 **Finde heraus, was dein Ohr alles hört.**

So arbeitest du: Setze dich ganz entspannt auf deinen Stuhl.
Schließe etwa 3 Minuten lang die Augen.
Konzentriere dich auf deine Ohren.

Schreibe auf, was du gehört hast.

____

____

____

2 **Geräusche und Töne unterscheiden sich.**
Male die Felder aus: Leise Geräusche (grün), laute Geräusche (rot).

Ticken einer Uhr · Polizeisirene · Donner · Waschmaschine · Echo

Quelle · Orkan · Trompete · leichter Regen · Flugzeug · Wasserfall

3 **Deine Ohren hören auch die Entfernung von Geräuschen. Wie weit kannst du die Geräusche hören? Verbinde.**

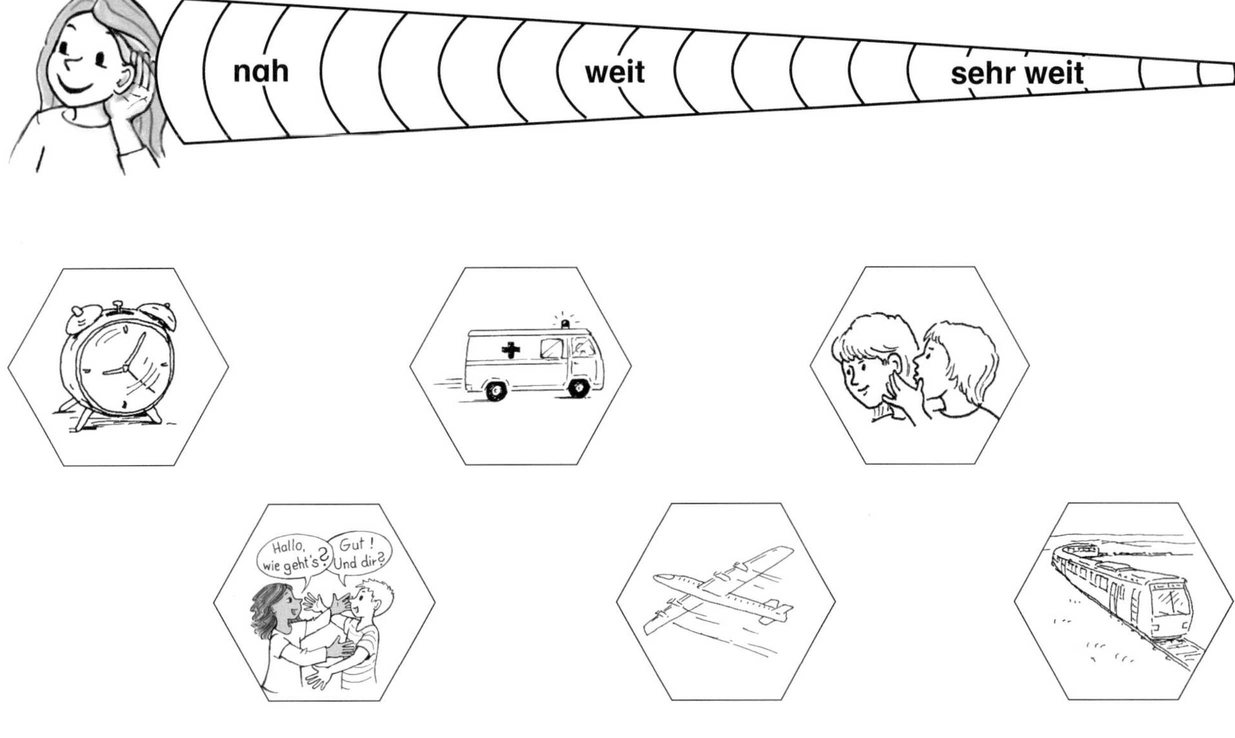

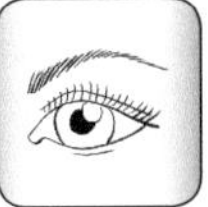

Das schadet deinen Ohren

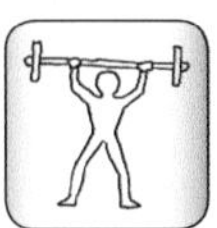

Gut geschützt liegt das **Trommelfell** im Inneren deines Ohres. Es fängt alle Geräusche ein. Ohne das Trommelfell kann dein Ohr nicht hören. Laute Geräusche, Lärm und spitze Gegenstände können dein Trommelfell verletzen.

1. **Wodurch kann das Ohr geschädigt werden? Umrande die Kärtchen: Lautes Geräusch (blau), Schlag oder spitzer Gegenstand (rot).**

2. **Schreibe zu jedem Bild einen kurzen Satz auf.**

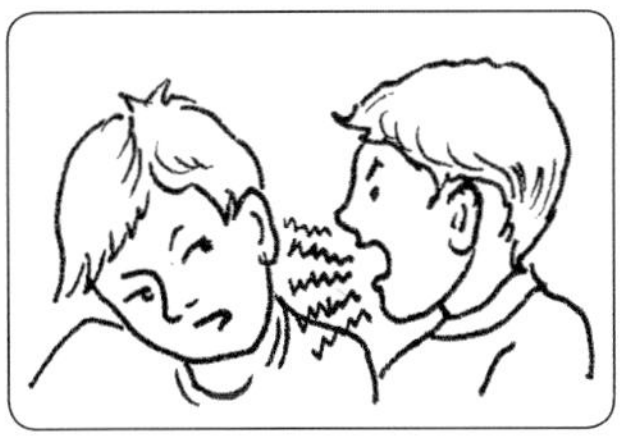

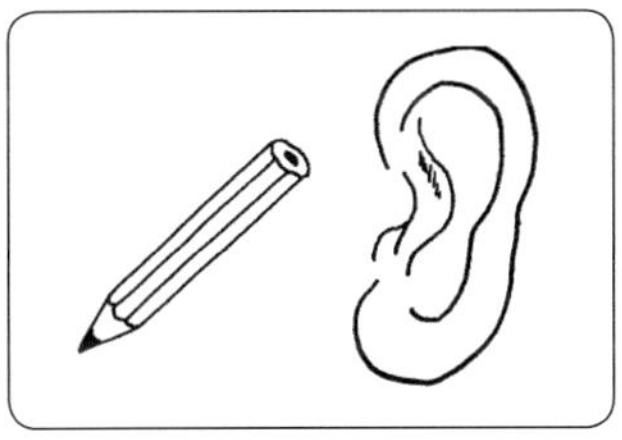

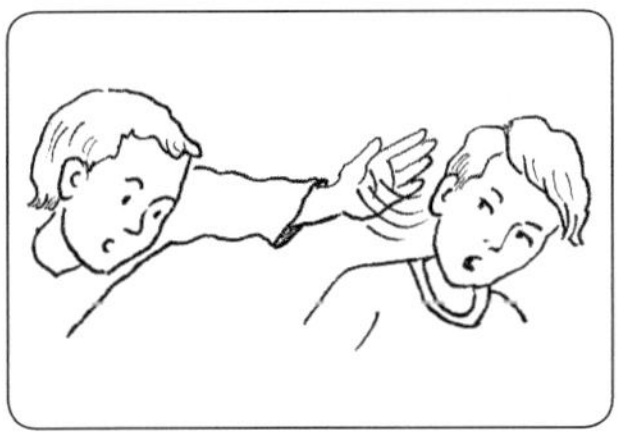

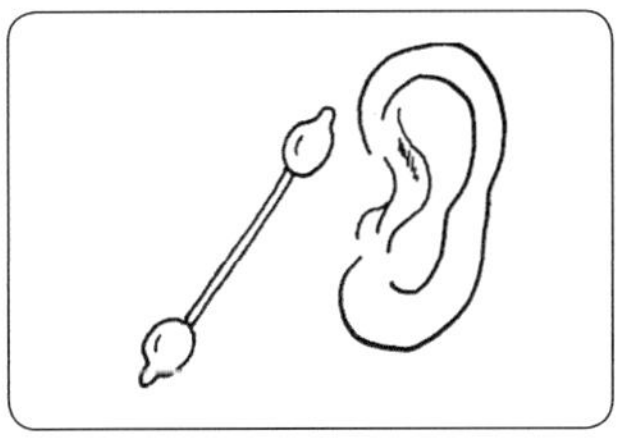

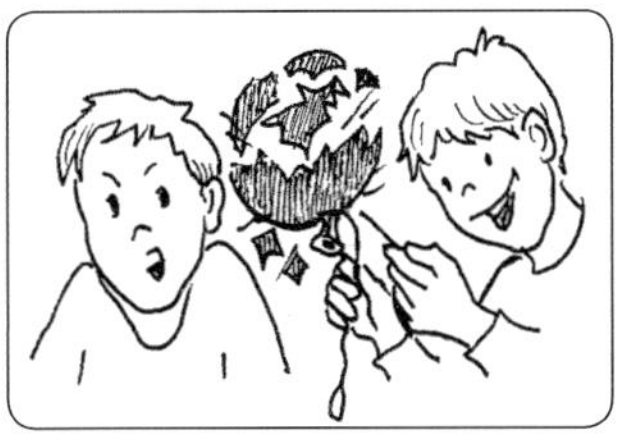

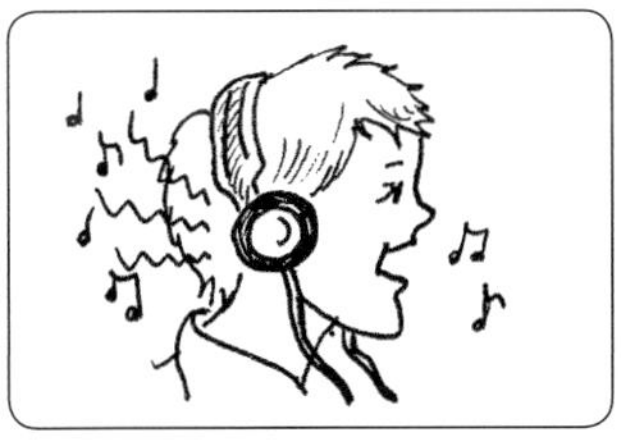

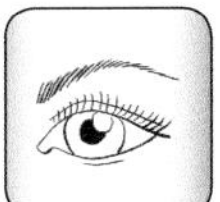

Der Sehsinn – das Auge

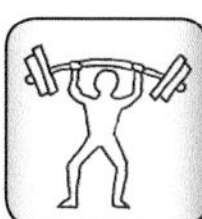

① **Lies die Texte und verbinde sie mit den Teilen des Auges.**

Die **Wimpern** halten Staubteile von unserem Auge fern.

Die **Pupille** wird bei wenig Licht größer und bei hellem Licht kleiner.

Die Pupille ist umgeben von der **Regenbogenhaut**. Sie kann unterschiedliche Farben haben.

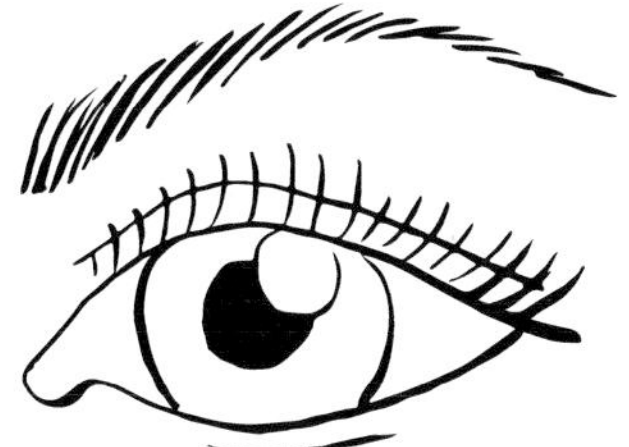

Die **Augenbrauen** leiten Schweißtropfen und Regenwasser vom Auge ab.

Die **Augenlider** schützen das Augeninnere wie ein Rollladen. Sie schließen sich im Schlaf und bei starker Helligkeit.

② **Male die Regenbogenhaut in der Farbe deiner Augen an.**

③ **Welche Augenfarben siehst du bei deinen Mitschülern?**

____

④ **Finde dich als blinder Mensch zurecht.**
Arbeite mit einem Partner.

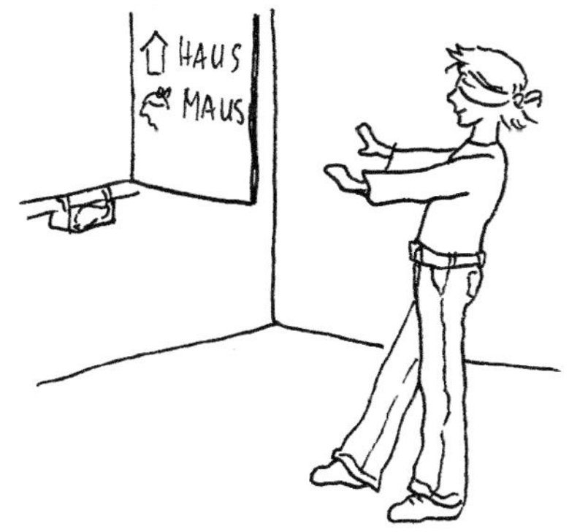

So arbeitet ihr: Verbinde deinem Partner die Augen.
Verteile einige Gegenstände wie Stühle, Tische, Schultaschen im Raum.
Der „Blinde" geht durch den Raum.
Nach einigen Minuten bekommt er einen Stock in die Hand.
Tauscht die Rollen.

Achtung: Verhindere, dass sich dein „blinder" Partner an den Hindernissen verletzt.

Meine Erfahrungen als blinder Mensch:

____

____

____

Welche anderen Sinne konnten dir helfen?

____

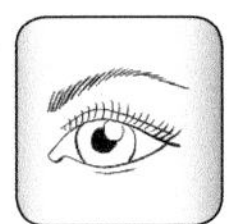

Sehtest (Experiment)

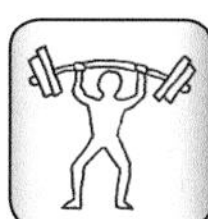

(1) **Testet, wie gut ihr sehen könnt.**
Arbeitet in Gruppen zusammen.

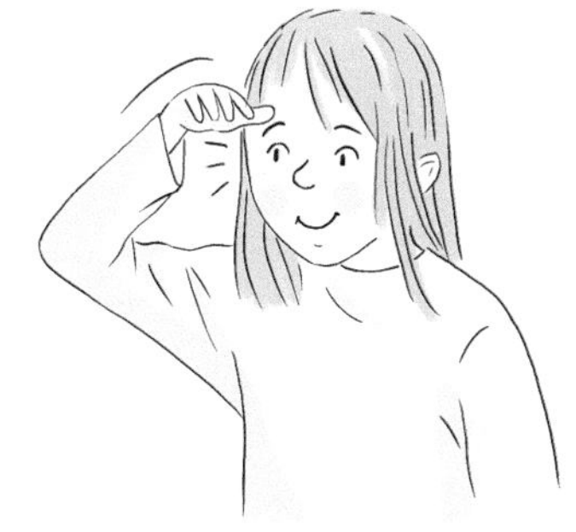

Ihr braucht:
Verschieden große Gegenstände (Schultasche, Büroklammer, Bleistift, Radiergummi, Kleidungsstücke, Vesperdose, Spitzer, Banane …)

So arbeitet ihr:
Stellt einen Tisch in die Mitte des Schulhofs. Legt die Gegenstände darauf.
Stellt euch im Kreis um den Tisch und betrachtet die Gegenstände kurz.
Geht nun je einen Schritt weiter vom Tisch weg.

Welche Gegenstände siehst du noch? Notiere deine Beobachtung:

Nach einem Schritt: ______________________________

Nach fünf Schritten: ______________________________

Nach zehn Schritten: ______________________________

Nach zwanzig Schritten: ______________________________

Am Ende des Schulhofs: ______________________________

Nach ________ Schritten erkenne ich nur noch die großen Gegenstände.

(2) **Setze die fehlenden Wörter ein.**

Lichter	deutlich	grellem	beleuchtete
empfindlich	große	spitzen	Farben

In der Ferne sehen wir nur ____________________ Gegenstände.

In der Nähe sehen wir auch die kleinen Dinge ____________________.

Bei Dunkelheit sehen wir ____________________ oder ____________________

Gegenstände.

Bei Helligkeit sehen wir auch die ________________ der Dinge.

Unsere Augen sind sehr____________________________. Wir müssen sie vor

________________ Licht und ________________ Gegenständen schützen.

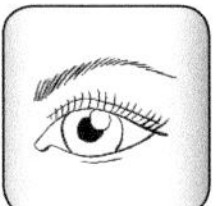

Schütze deine Augen

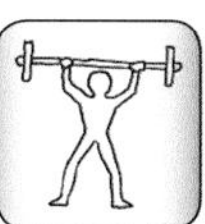

Wovor musst du deine Augen schützen? Verbinde die Bilder mit den Regelkärtchen.

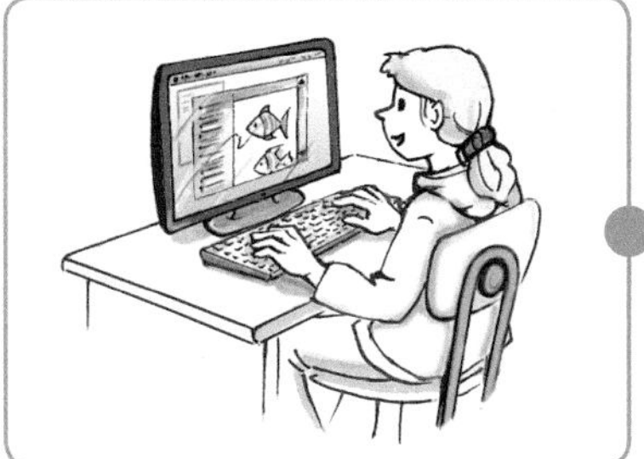

Sitze nicht zu nah vor dem Fernseher und schaue nicht zu lange fern.

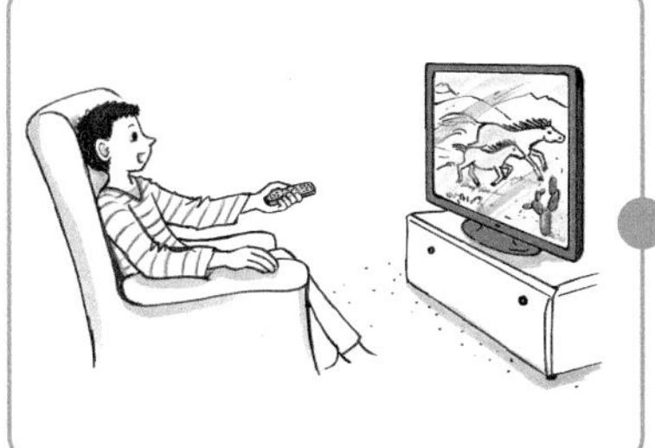

Schaue nie direkt in die Sonne und nutze im Sommer eine Sonnenbrille.

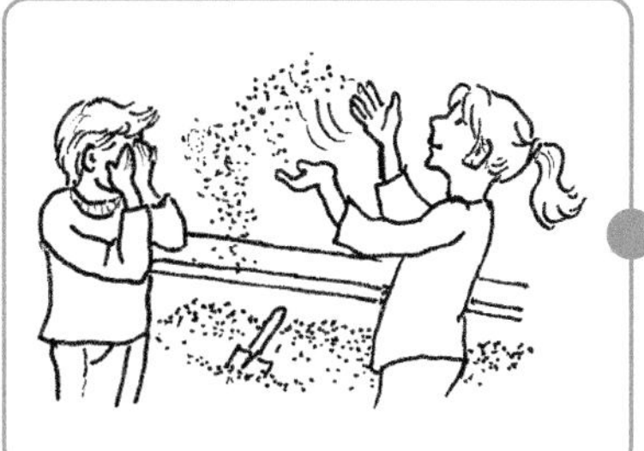

Sitze nicht zu nah vor dem Bildschirm deines Computers.

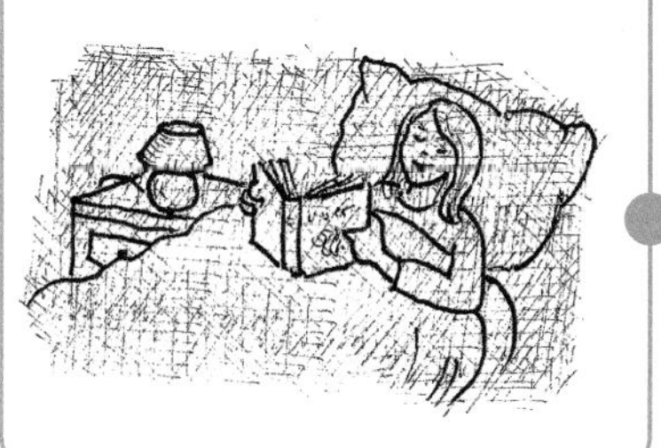

Lege dein Heft in 20 cm Entfernung auf dem Tisch ab und schreibe in aufrechter Haltung.

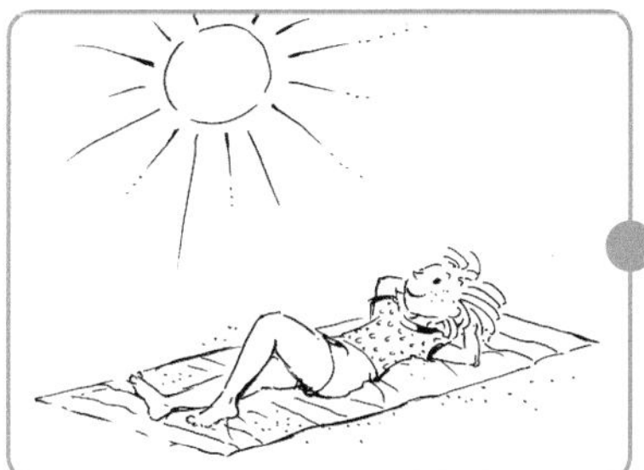

Schütze deine Augen vor Fremdkörpern.

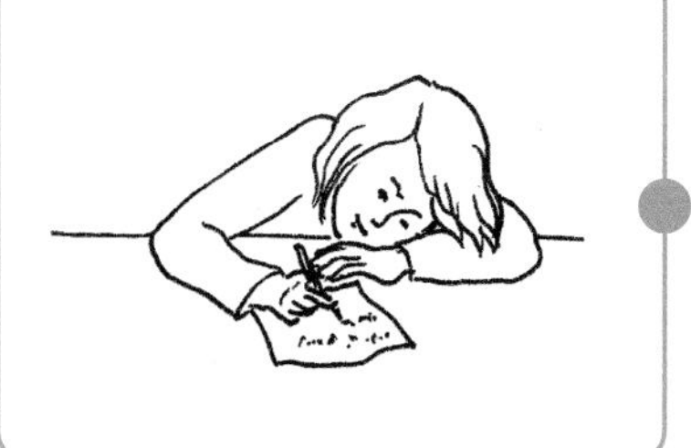

Halte Bücher 30 cm von deinen Augen weg und lies nicht im Halbdunkel.

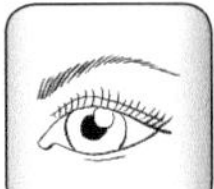

Schütze deine Augen

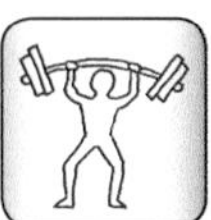

1 **Wovor musst du deine Augen schützen? Kreuze an und trage die Buchstaben ein.**

(5)
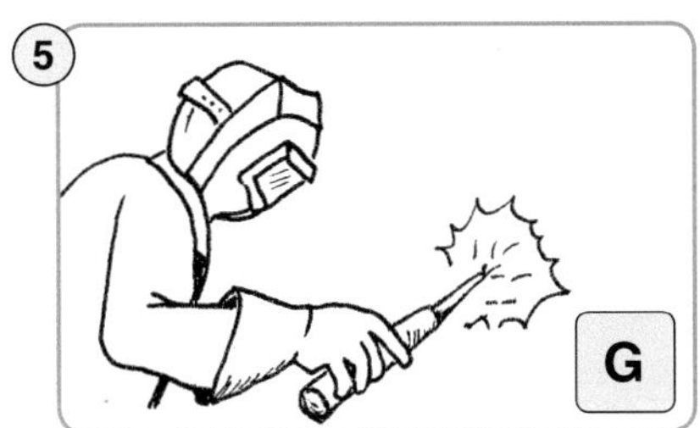

(9)
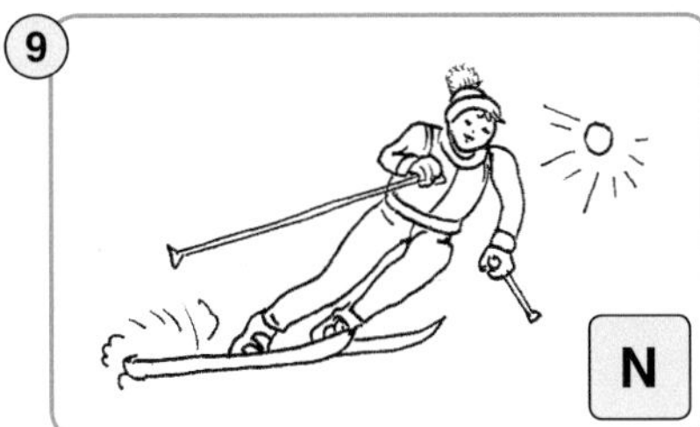

(1)
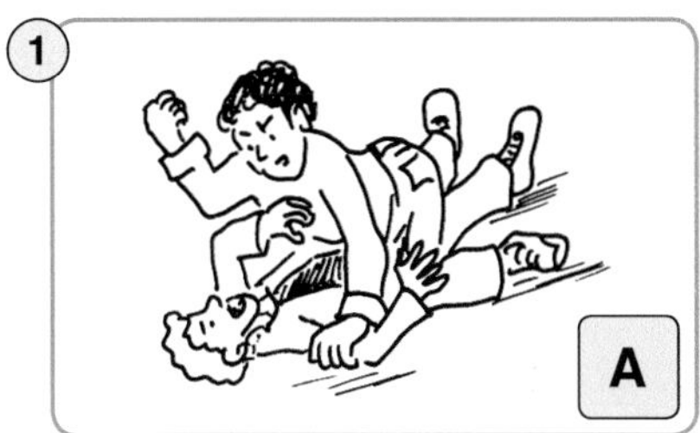

(12)
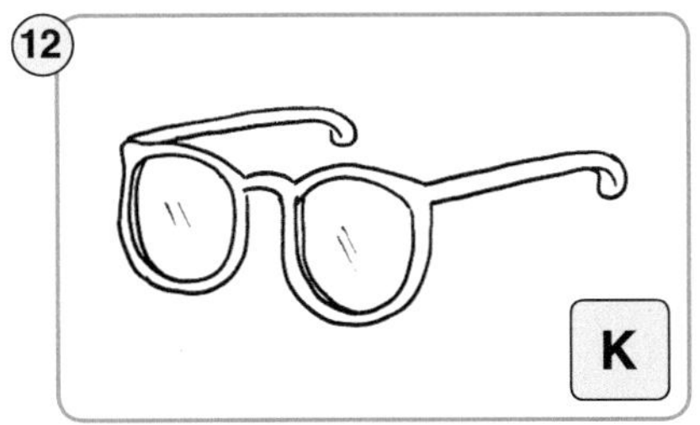

(11)
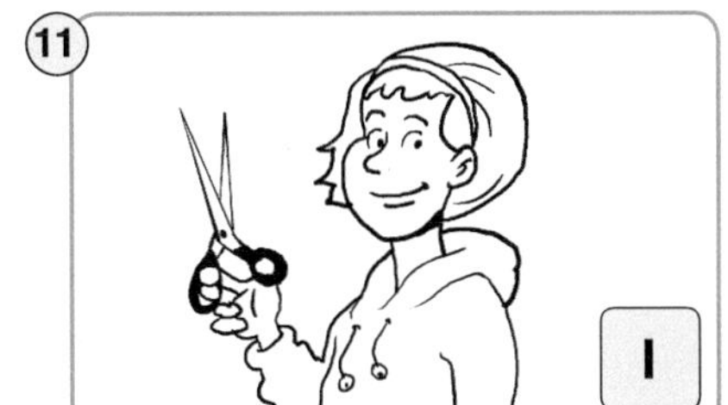

(8)
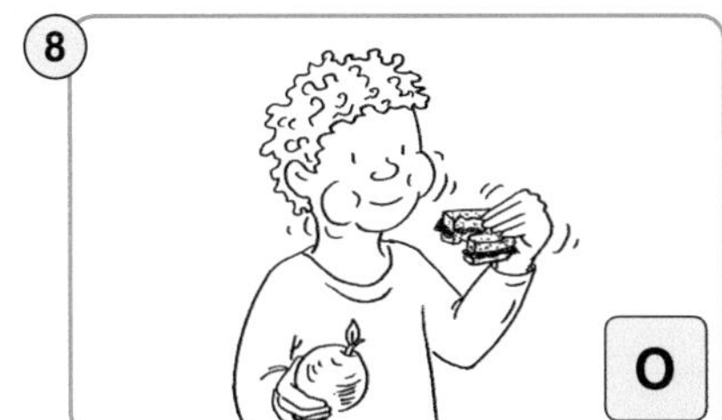

(2)
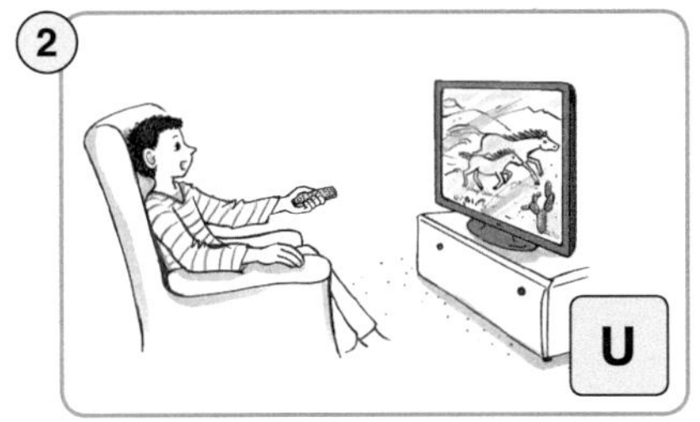

(3)
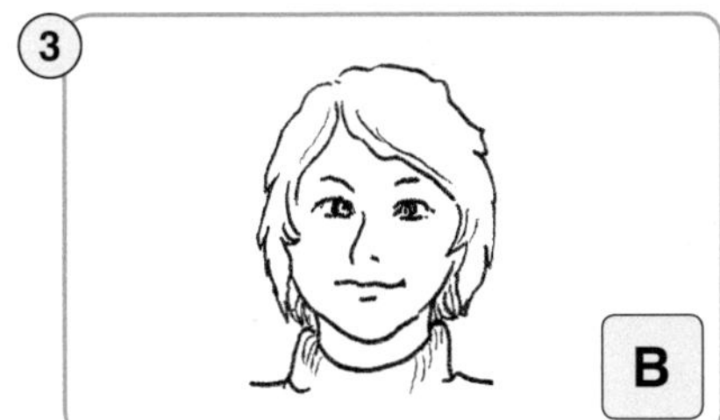

(14)
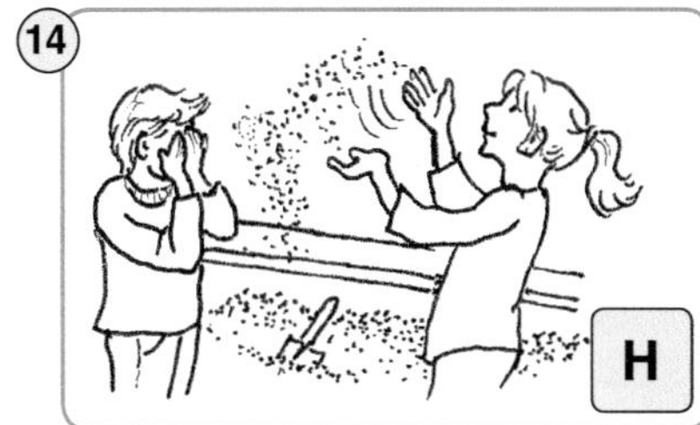

(10)
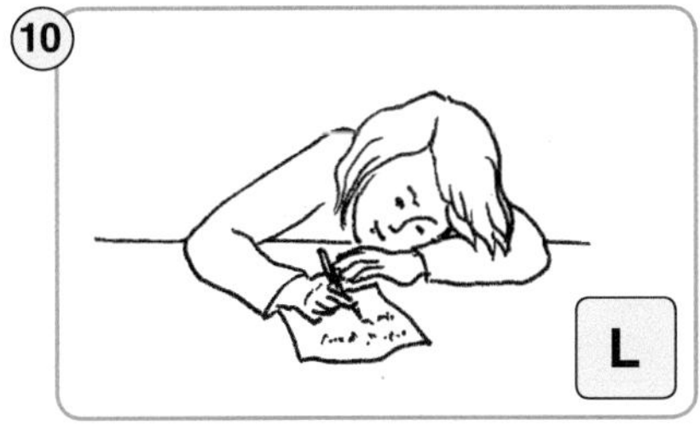

(15)
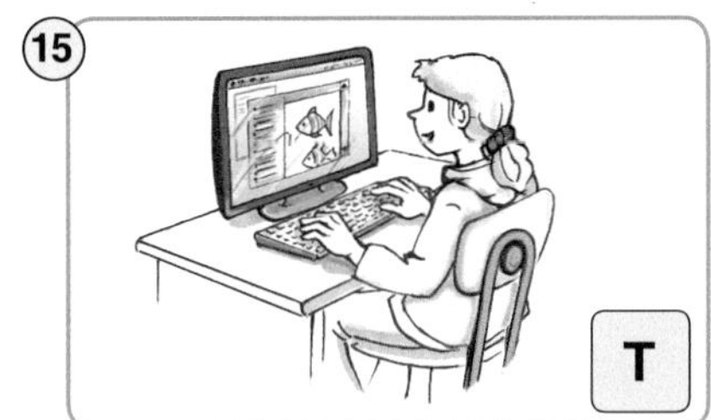

(6)
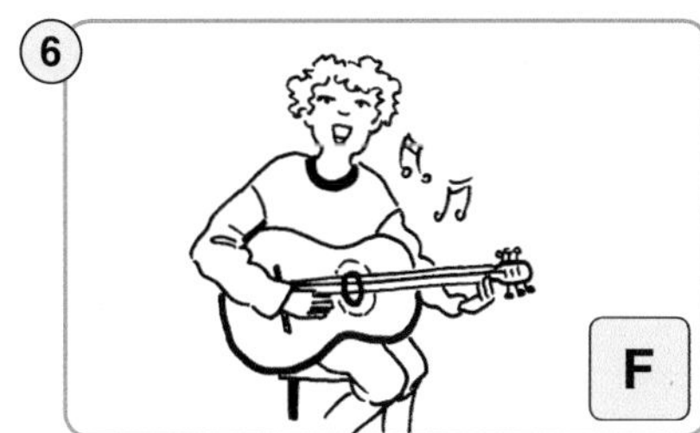

(13) C

(4) M

(7) E

___	___	___	___	___	___	___	___	___	___	___	___	___	___	___
1	2	3	4	5	6	7	8	9	10	11	12	13	14	15

2 **Fünf Buchstaben passen nicht ins Lösungswort. Streiche sie durch.**

Mein Lösungswort: ______________________________

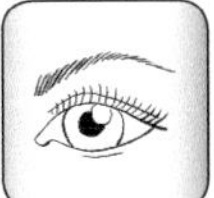

Der Tastsinn – die Haut

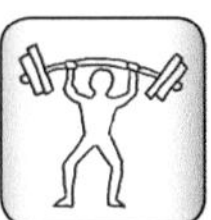

Die Haut ist unser größtes Sinnesorgan, in etwa so groß wie eine Schultafel! Mit der Haut kannst du tasten, fühlen und empfinden.

1 Was kannst du mit deiner Haut fühlen? Streiche das Falsche durch.

warm	nass	süß	rot	leise	heiß

weich	trocken	sauer	laut	kalt	feucht	rau

2 Partneraufgabe:
Schneide in eine Schuhschachtel seitlich ein Loch.
Deine Hand muss hindurch passen.
Lege Gegenstände mit verschiedenen Eigenschaften hinein.
Verbinde deinem Partner die Augen. Erfühlt er alle Eigenschaften?
Tauscht die Rollen.

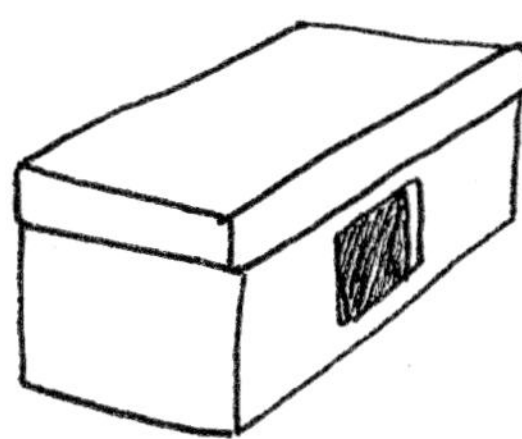

Notiere:

a) Eigenschaften, die ich gut erfühlt habe:

____

b) Eigenschaften, die ich nicht erfühlen konnte:

____

3 Partneraufgabe:
Nicht alle Stellen der Haut können gleich gut fühlen.
Findet mit einem Eiswürfel heraus, wo ihr am besten und wo am schlechtesten fühlt. Kreuzt an.

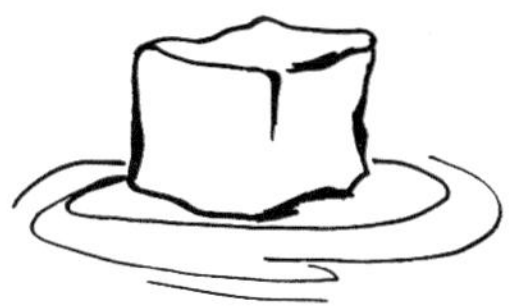

Wie spürst du die Kälte?	wenig	mittel	stark
Stirn			
Lippen			
Kinn			
Augenlid			
Ohrläppchen			
Handrücken			
Ellenbogen			
Fingerspitzen			
Hals			
Knie			

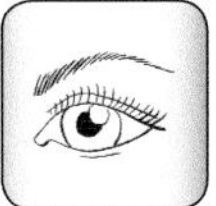

Das weiß ich jetzt über meine Sinne

Setze die fehlenden Wörter ein.

Meine fünf Sinnesorgane sind die ____________________, die ____________________, die ____________________, die ____________________ und die ____________________.

Mit der Zunge kann ich den ________________________ erkennen.

Die wichtigsten Geschmacksrichtungen sind _________________, _________________, _________________ und _________________.

Mit meinen Ohren erkenne ich die ______________________________ und die ______________________________ von Geräuschen.

Meine Ohren können ________________ und _______________ Geräusche unterscheiden.

Laute Geräusche und ____________ Gegenstände können das Trommelfell beschädigen.

Mit meinen Augen kann ich meine ____________ sehen und _____________ erkennen.

Die Pupille wird bei wenig Licht ________________ und bei hellem Licht _______________.

Grelles ________________ und spitze Gegenstände ___________________ meinen Augen.

Mein größtes Sinnesorgan ist die _______________________.

Mit ihr kann ich _______________________, _______________________ und empfinden.

Ohren	Richtung	salzig	Farben	Haut	kleiner	laute
tasten	bitter	Zunge	schaden	leise	Augen	größer
süß	Licht	Geschmack	sauer	Haut	Entfernung	Nase
spitze	fühlen	Umgebung				

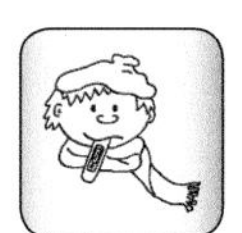

Halte deinen Körper gesund (Gruppenarbeit)

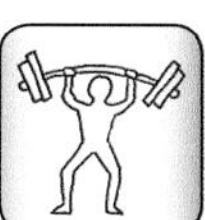

Überlegt gemeinsam, was euer Körper braucht, um gesund zu bleiben.

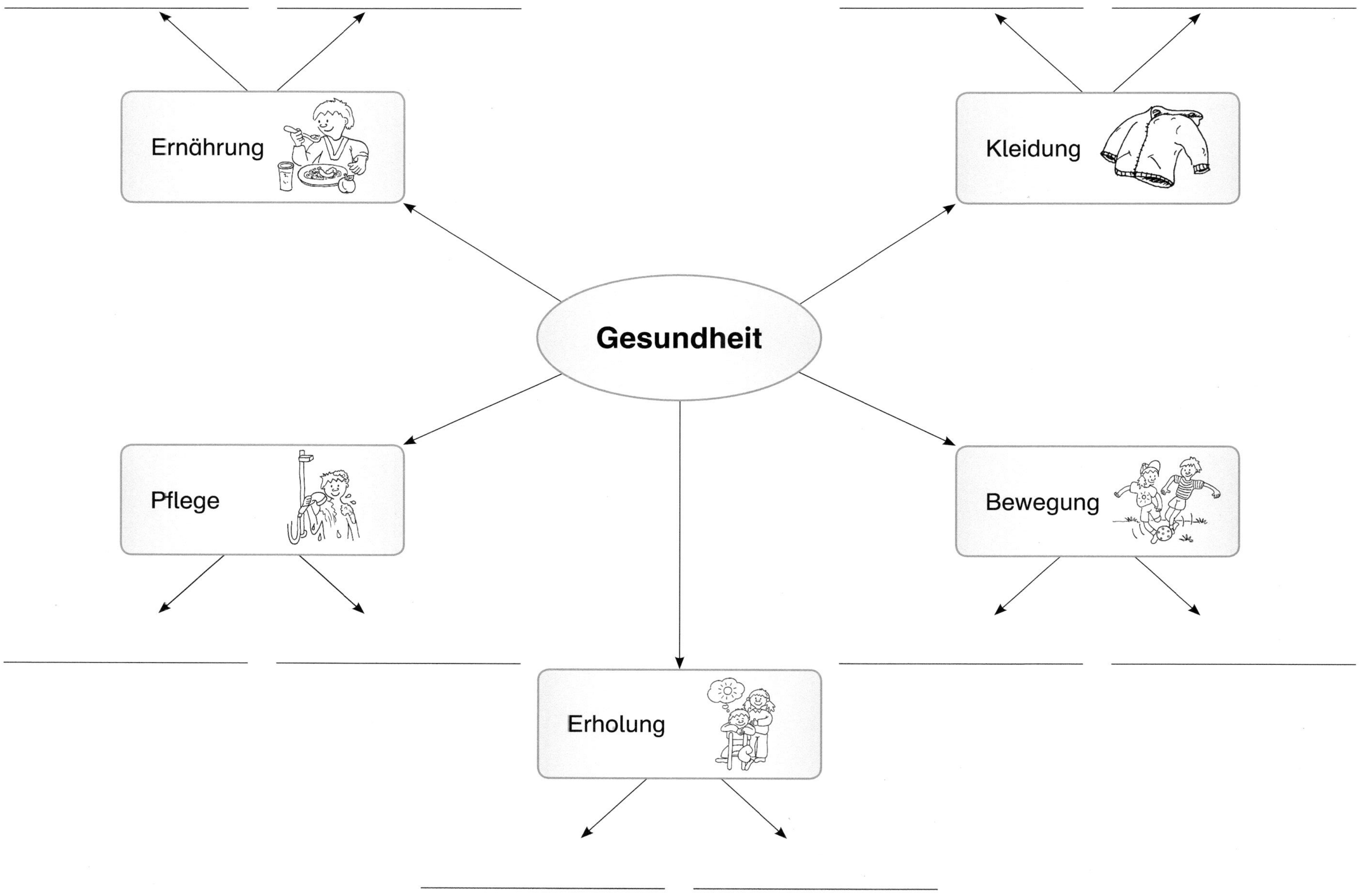

Gesundheit

Kleidung

Bewegung

Erholung

Ernährung

Pflege

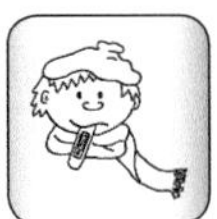

Für jedes Wetter die richtige Kleidung

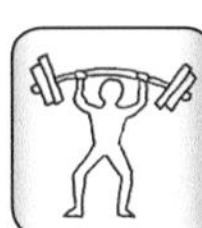

(1) **Schreibe auf, welche Kleidungsstücke zu den Jahreszeiten passen.**

Sommerwetter

____

____

____

____

____

Regenwetter

____

____

____

____

____

Winterwetter

____

____

____

____

____

(2) **Welche Folgen kann es für deine Gesundheit haben, wenn du bei den unterschiedlichen Wetterlagen die falsche Kleidung trägst?**

____

____

____

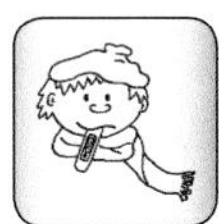

Für jedes Wetter die richtige Kleidung

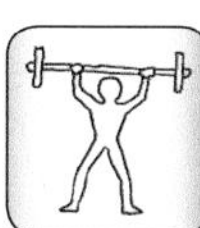

(1) **Welche Kleidung gehört zu den Jahreszeiten? Verbinde.**

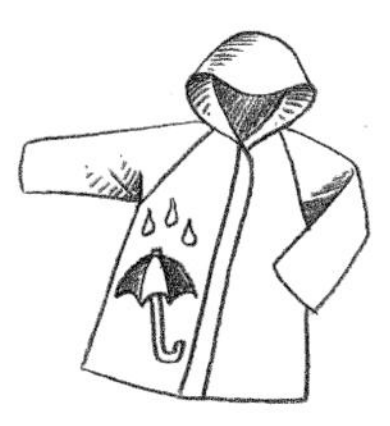

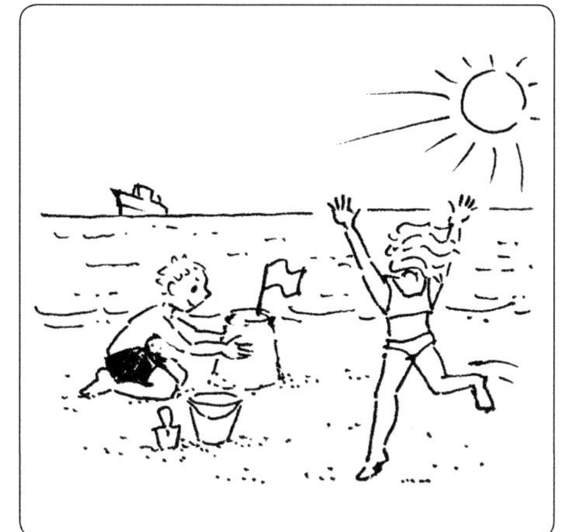

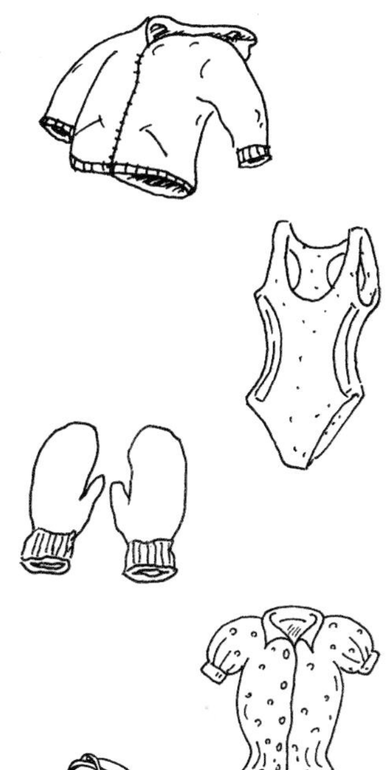

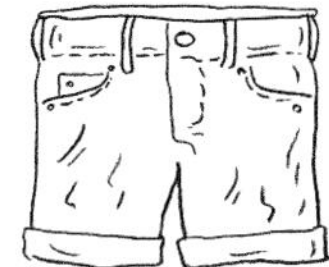

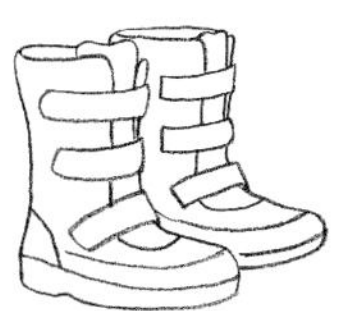

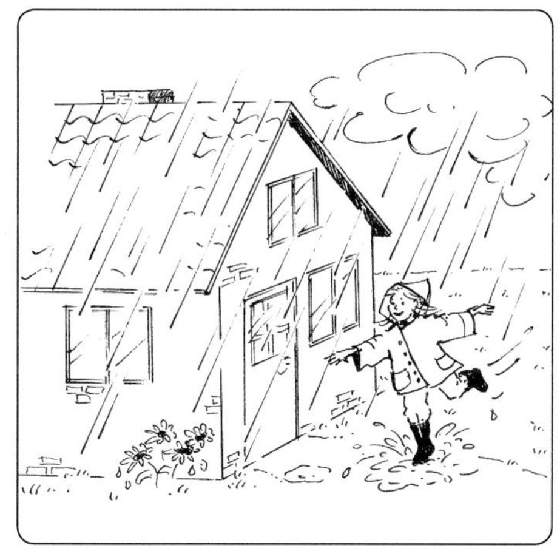

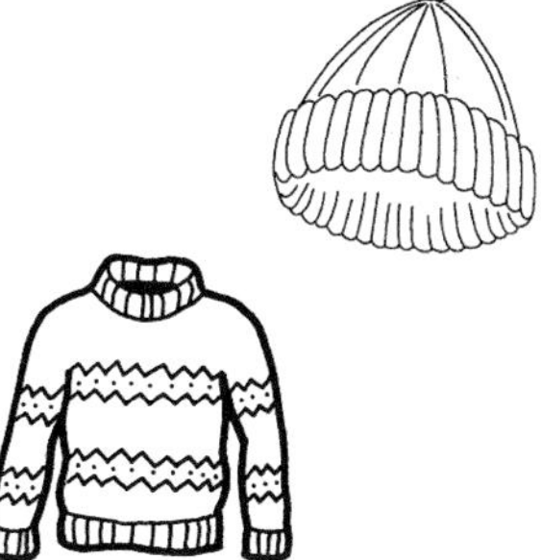

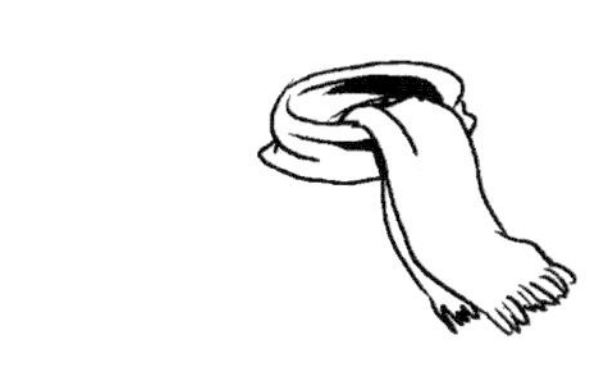

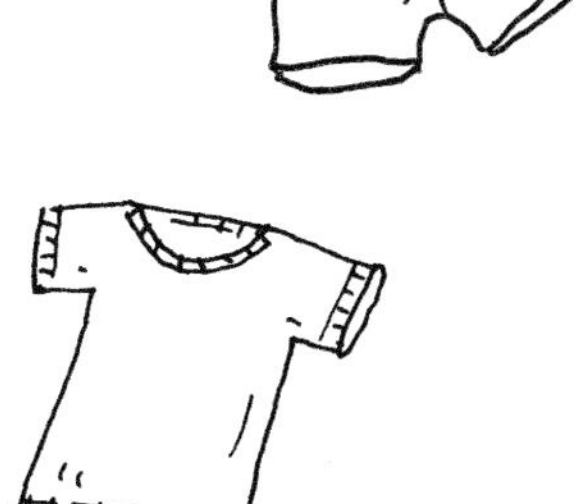

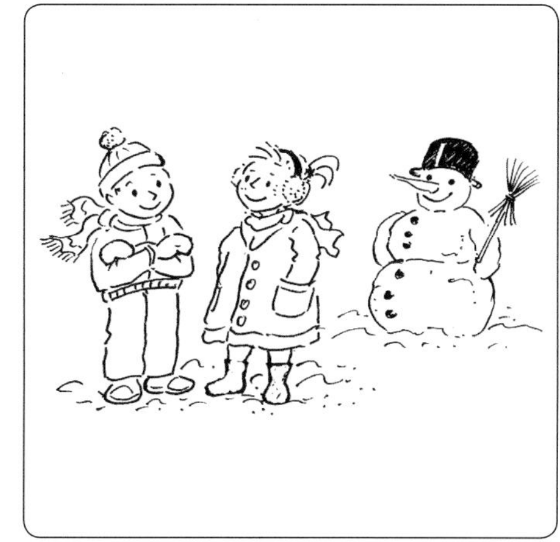

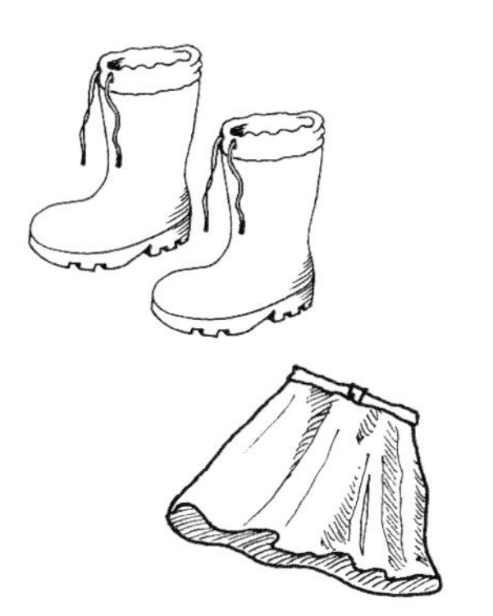

(2) **Welche Folgen kann es für deine Gesundheit haben, wenn du bei Schnee und Frost Shorts und Sandalen trägst?**

____

____

____

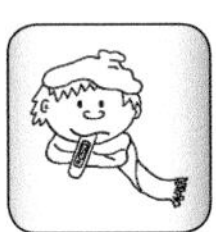

Tom ist erkältet

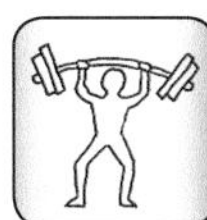

1. **Woran erkennst du, dass Tom erkältet ist?**

____

____

2. **Überlege, wie sich Tom fühlt.**

____

____

3. **Finde mögliche Gründe, weshalb Tom sich erkältet hat. Kreuze an.**

- ☐ Tom hat bei Regen nur ein T-Shirt getragen.
- ☐ Tom hat mit anderen erkälteten Kindern gespielt.
- ☐ Tom hat zu viel in der Nase gebohrt.
- ☐ Tom ist nach dem Sport verschwitzt an die kalte Luft gegangen.
- ☐ Tom hat zu viel Eis gegessen.
- ☐ Tom ist nach dem Schwimmen mit nassen Haaren an die kalte Luft gegangen.

4. **Expertenaufgabe** 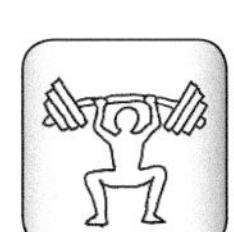

Gib Tom Ratschläge, wie er Erkältungen vermeiden kann.
Vielleicht helfen dir die Bilder dabei!

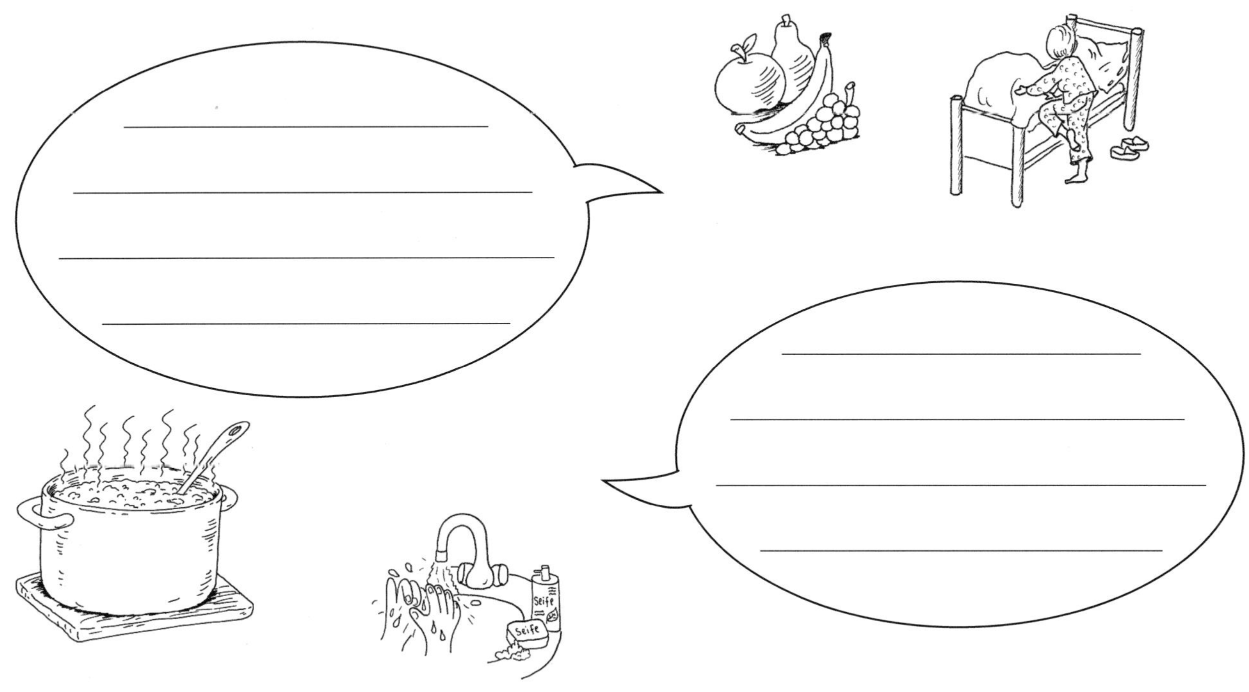

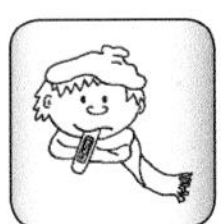

Rezept gegen Erkältungen

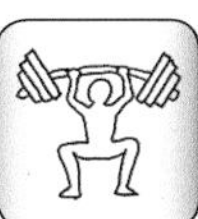

1 **Finde Begriffe, die zu einer Erkältung gehören.**

H__________	**Sch__________**	**H______schmerzen**
O________weh	**H________keit**	**K______schmerzen**
G________schmerzen	**F________**	

2 **Mein Rezept gegen Erkältungen. Setze die fehlenden Wörter ein.**

Wenn ich erkältet bin, muss ich viel __________. So löst sich der Schleim besser und mein Körper trocknet nicht aus. Bei Kopfschmerzen und ________ ruhe oder __________ ich viel. Ich esse reichlich __________ und __________. Dadurch bekommt mein Körper viel __________. Ich gehe öfter an die frische ________ oder lüfte mein __________. Gegen Husten und Halsschmerzen lutsche ich zuckerfreie ______________. Wenn die Erkältung nach ein paar __________ nicht besser wird, gehe ich zum ________. Medikamente nehme ich nur unter Aufsicht meiner __________.

Vitamin C	Fieber	Gemüse	Zimmer	Tagen	Eltern
Hustenbonbons	Obst	Arzt	schlafe	Luft	trinken

3 **Du willst andere Menschen nicht anstecken. Finde Regeln.**

Ich habe immer ein frisches T____________ dabei.

Ich h________ oder n________ andere Menschen nicht an.

Ich huste nicht in meine H________, sondern in meinen A______.

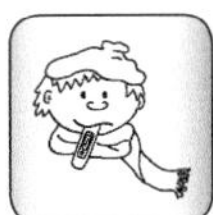

Rezept gegen Erkältungen

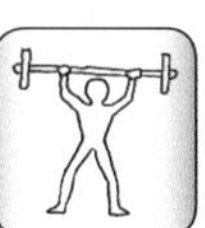

1 **Finde Begriffe, die zu einer Erkältung gehören.**

H__________ (Husten)	**Sch**__________ (Schnupfen)	**H**______**schmerzen** (Hals)
O______**weh** (Ohren)	**H**______**keit** (Heiser)	**K**______**schmerzen** (Kopf)
G______**schmerzen** (Glieder)	**F**______ (Fieber)	

2 **Mein Rezept gegen Erkältungen. Verbinde.**

Ich trinke viel,	…. unter Aufsicht meiner Eltern.
Bei Kopfschmerzen und Fieber …	… lutsche ich zuckerfreie Hustenbonbons.
Ich esse viel Obst und Gemüse.	… oder lüfte mein Zimmer.
Ich gehe öfter an die frische Luft …	… gehe ich zum Arzt.
Gegen Husten und Halsschmerzen …	… damit sich der Schleim besser löst und mein Körper nicht austrocknet.
Wenn die Erkältung nach ein paar Tagen nicht besser wird, …	… Dadurch bekommt mein Körper viel Vitamin C.
Medikamente nehme ich nur …	… ruhe ich oder schlafe viel.

3 **Du willst andere Menschen nicht anstecken. Finde die Regeln. Male sie aus.**

Ich habe immer ein frisches Taschentuch dabei.

Ich huste oder niese andere Menschen nicht an.

Ich verschenke meine Hustenbonbons.

Ich huste nicht in meine Hand, sondern in meinen Arm.

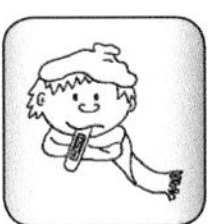

Immer diese Wascherei!

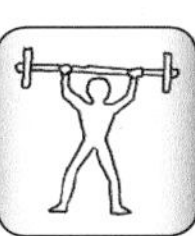

1 Fülle die Lücken.

Im Laufe eines Tages ______________ (sammeln) sich unsichtbare Bakterien und andere Krankheitserreger auf unserer ______________ (Haut). Sie können Entzündungen und ______________ (Juckreiz) auslösen. In Verbindung mit ______________ (Schweiß) entsteht ein unangenehmer ______________ (Geruch). Krankheitserreger an den ______________ (Händen) und unter den ______________ (Fingernägeln) gelangen durch Mund und Nase in den ______________ (Körper). Das kann uns krank machen. Daher sollst du täglich dein Gesicht, deine ______________ (Ohren), deinen ______________ (Hals), deine Achseln und deinen Unterleib mit ______________ (Seife) waschen. Und auch die Fingernägel und Hände nicht vergessen!

2 Erkläre den folgenden Satz:

„Nach der Schule, vor dem Essen, Händewaschen nicht vergessen."

____

____

3 Was fehlt in dem Merksatz? Schreibe die Regel neu.

____

____

4 Expertenaufgabe

a) Erkläre mit Hilfe eines Lexikons oder dem Internet den Begriff „Bakterien".

____

____

b) Nicht alle Bakterien sind schädlich für uns. Finde heraus, wo Bakterien unserem Körper helfen.

____

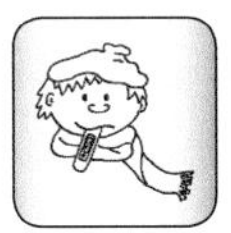

Körperpflege

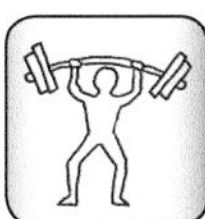

1 **Schreibe die Begriffe zu den Bildern.**

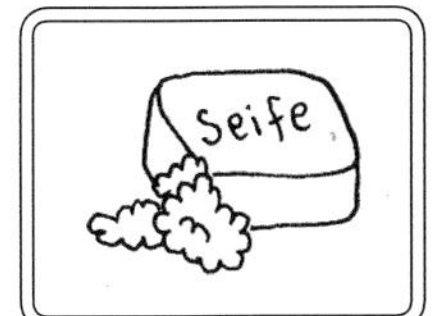

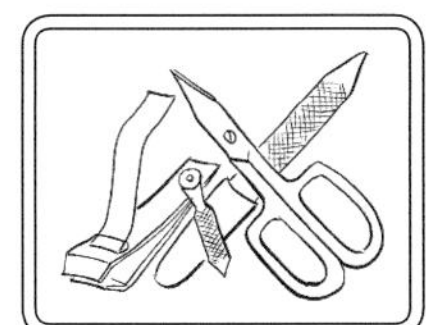

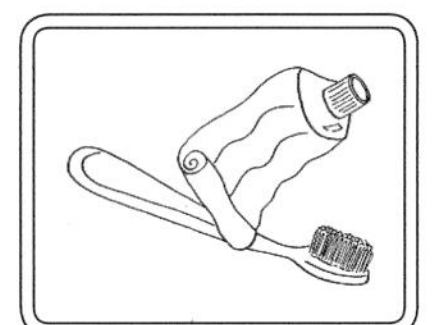

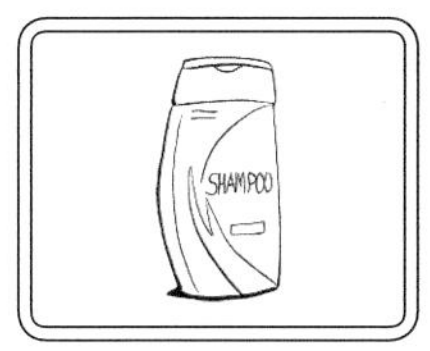

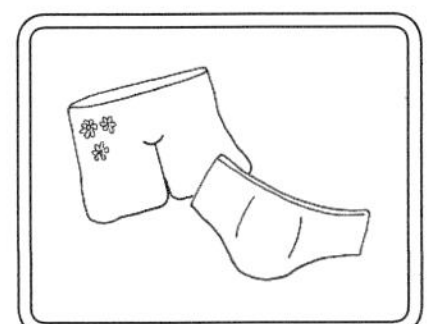

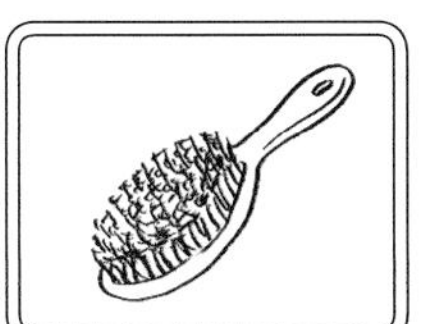

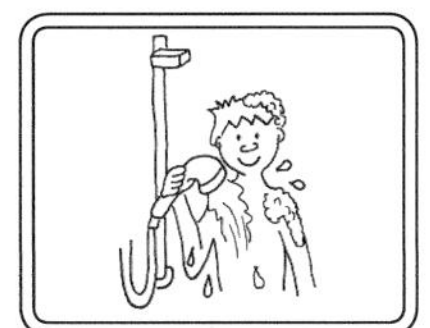

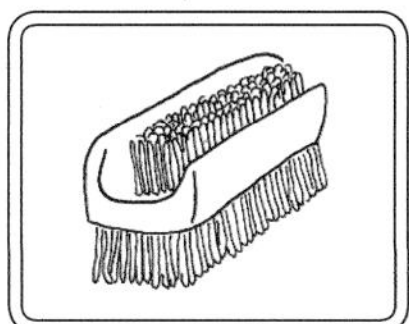

2 **Male die Rahmen entsprechend an:**
Das brauche ich a) täglich (rot).
b) etwa zwei- bis dreimal in der Woche (grün).
c) einmal in der Woche (blau).

3 **Auch das Wechseln der Kleidung gehört zur Körperpflege. Was hältst du von dem Verhalten? Begründe deine Meinung.**

Denke dabei ans Schwitzen, feuchte Unterwäsche und Socken, Geruch, Erkältung und Krankheitserreger!

a) Peter kommt schon morgens in Sportkleidung zur Schule. Er sagt: „Dann muss ich mich nicht umziehen. Umziehen finde ich lästig."

b) Hans trägt heute sein Lieblings-T-Shirt. Er wäscht sich am Abend und putzt seine Zähne. Dann zieht er das T-Shirt wieder an und geht ins Bett.

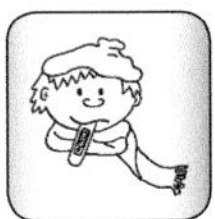

Dein Körper braucht Bewegung an der frischen Luft

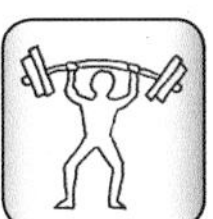

Arno will bei Regen und bei kaltem Wetter lieber in der Wohnung bleiben. Er beschäftigt sich dann mit Fernsehen oder Computerspielen. In die Schule fährt ihn seine Mutter mit dem Auto.

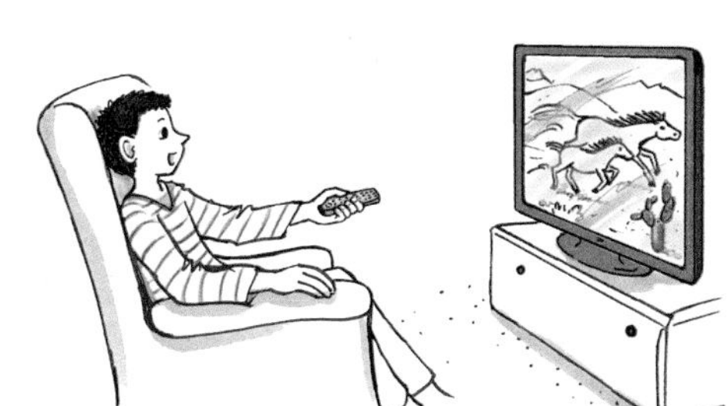

1 Was hältst du von Arnos Verhalten?

____

____

____

2 Mache Vorschläge, wie sich Arno auch bei schlechtem Wetter draußen bewegen kann.

____

____

____

____

3 Setze die fehlenden Wörter ein.

Auch bei ______________, nassem oder windigem Wetter sollen wir an die frische __________ gehen. Wenn wir immer in der warmen ________________ sitzen, kann sich unser Körper nicht an unterschiedliche ________________________ anpassen. Dadurch werden wir ____________. Mit der richtigen ___________________ für jede Wetterlage können wir uns vor ________________________ schützen. So wird unser Körper „abgehärtet“ und er kommt mit jedem ______________ zurecht.

Wohnung	kaltem	Kleidung	krank
Luft	Krankheiten	Temperaturen	Wetter

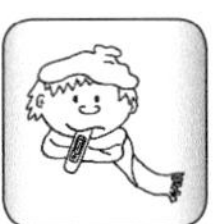

Aktive Pause (Gruppenarbeit)

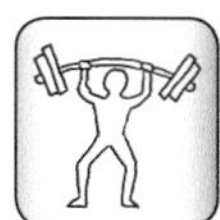

Während des Unterrichts musst du manchmal längere Zeit stillsitzen und dich konzentrieren.
Das kann deinen Körper und deinen Kopf ganz schön müde machen.

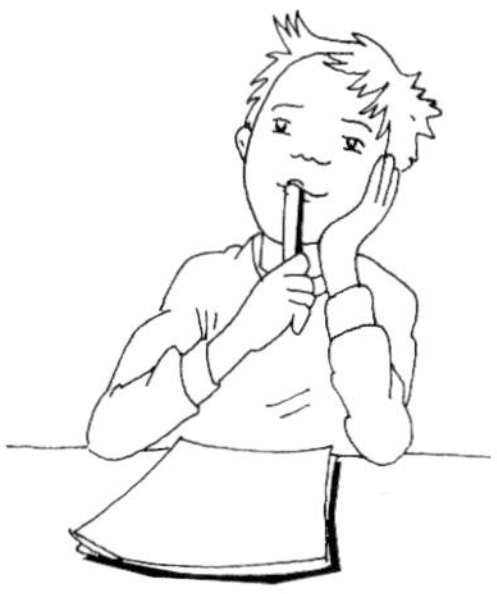

1. **Tragt in kleinen Gruppen Ideen zusammen, wie ihr die Pause auf dem Schulhof aktiv gestalten könnt.
   Probiert verschiedene Bewegungs- und Ballspiele aus.
   Sind alle für den Schulhof geeignet? Denkt daran, dass auf dem Schulhof auch viele andere Schüler sind.**

2. **Ladet Schüler anderer Klassen zum Mitmachen ein.**

3. **Gestaltet ein Plakat mit den Spielen, die euch geeignet erscheinen.
   Verwendet Bilder und kleine Texte (Spielanleitungen).**

4. **Hängt eure Plakate an die Tür zum Pausenhof.**

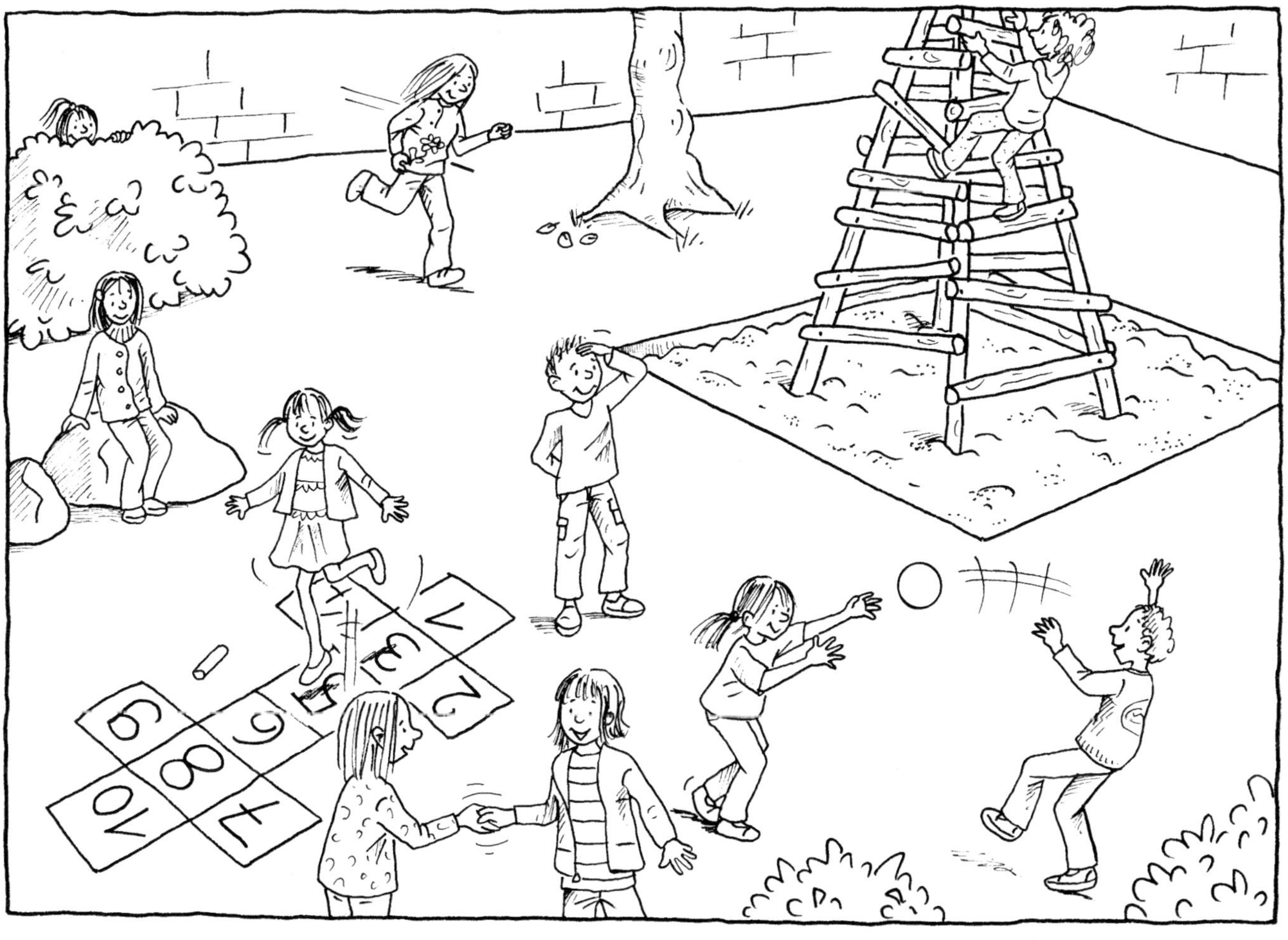

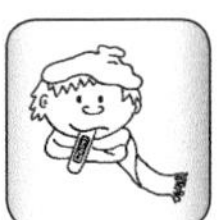

Erholung für deinen Körper

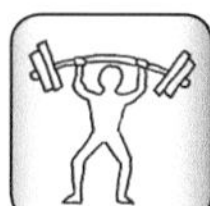

Unser Körper braucht nicht nur Bewegung, sondern er braucht über den Tag verteilt auch Erholungszeiten.

1 Überlege dir Möglichkeiten, wie du dich tagsüber erholen kannst. Schreibe auf oder male. Die verdrehten Wörter helfen dir dabei.

N A M E L

E S L N E

S K U I M

T S B A L E N

Am Abend kannst du manchmal nicht gut einschlafen. Dein Körper bekommt zu wenig Schlaf und du fühlst dich am nächsten Morgen müde und schlapp. Hast du das auch schon erlebt?

Kinder brauchen in der Nacht 8 bis 10 Stunden Schlaf.

2 Woran könnte das liegen?

____

____

____

3 Schreibe auf, was du dagegen tun kannst.

____

____

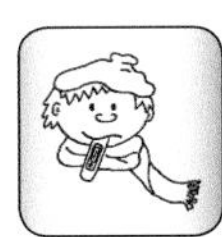

Hilfe für die Wirbelsäule

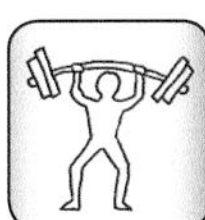

1 **Zeichne in allen Bildern die Form und Lage der Wirbelsäule mit einem roten Stift ein.**

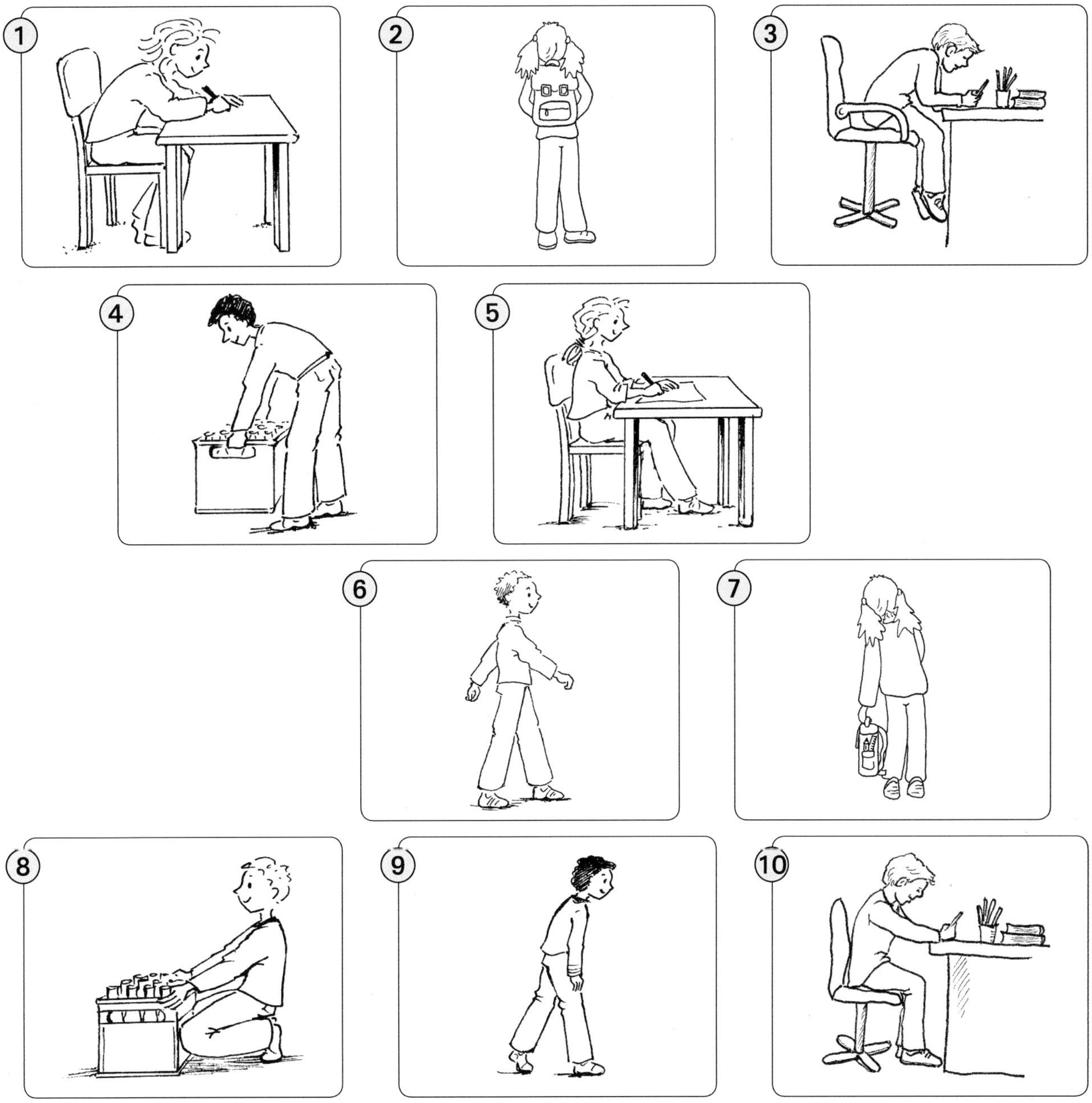

1 2 3 4 5 6 7 8 9 10

2 **Expertenaufgabe**

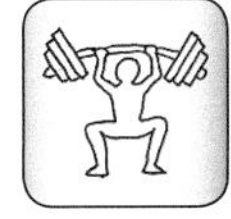

In welchen Bildern wird die Wirbelsäule geschädigt? Begründe.

In den Bildern ☐, ☐, ☐, ☐, ☐ wird die Wirbelsäule geschädigt, weil

____

____

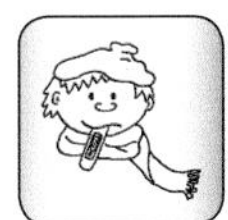

Erste Hilfe

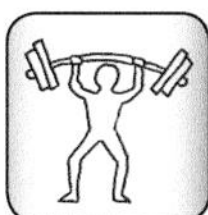

1 **Finde heraus, welche Hilfe zu welcher Verletzung gehört. Verbinde.**

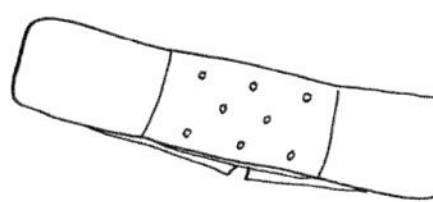

- Karl ist hingefallen. Er hat eine **Schürfwunde** am Knie.
- Moni hat sich an einer Glasscherbe **geschnitten**. Ihr Finger blutet.
- Lissi ist mit der Hüfte an den Tisch gestoßen. Sie hat eine **Prellung**.
- Toni hat sich die Hand an einer Kerze **verbrannt**.
- Alex hat **Nasenbluten**.
- Susi hat einen **Insektenstich** am Arm.

- Kühle die Verletzung mit einem Kühlkissen.
- Lass das Blut über dem Waschbecken austropfen. Lege ein kaltes Tuch in seinen Nacken.
- Reinige die Wunde mit klarem Wasser. Verbinde sie, wenn sie blutet.
- Reinige die Wunde mit klarem Wasser. Lass sie offen, wenn sie nicht blutet.
- Lege eine Zwiebel darauf oder kühle ihn. **Achtung:** Bei einem Stich im Mundbereich, musst du sofort Hilfe bei Erwachsenen holen!
- Klebe ein Pflaster darauf.
- Kühle die Hand mit kaltem Wasser.

2 **Expertenaufgabe**

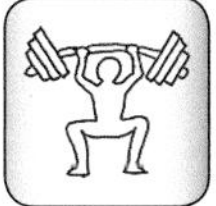

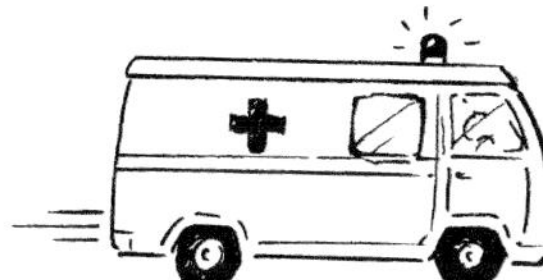

Wenn du selbst nicht helfen kannst, wählst du die Notrufnummer 112.

Tom ist bei eurer Fahrradtour vom Rad gefallen. Er kann nicht aufstehen. Setze einen Notruf ab.

Wer?
Nenne deinen Namen. ______________________

Wo?
Nenne den Unfallort. ______________________

Was?
Wie viel Verletzte.
Wie schwer verletzt? ______________________

____

3 **Rollenspiel: Spiele mit einem oder mehreren Partnern eine Notsituation nach.**

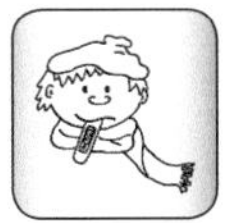

Das weiß ich jetzt über Gesundheit

So bleibe ich gesund!
Sind die Aussagen richtig (r) oder falsch (f)?

	r	f
1. Nach dem Schulsport lasse ich die Sportsachen auch im Klassenzimmer an.	M	G
2. Unser Körper braucht viel Bewegung, frische Luft und auch Erholungszeiten.	E	O
3. Mit der richtigen Kleidung kann ich bei jedem Wetter draußen sein.	S	T
4. Kinder brauchen nachts höchstens 5 Stunden Schlaf.	D	U
5. An den Händen und unter den Fingernägeln sind viele Krankheitserreger.	N	P
6. Meine Hände wasche ich nur vor dem Schlafen mit Seife.	L	D
7. Ich trage meinen Schulranzen immer auf dem Rücken.	H	B
8. Ich putze meine Zähne immer sonntags.	R	E
9. Bei kleineren Verletzungen kann ich selbst helfen.	I	F
10. Wenn ich erkältet bin, trinke ich viel.	T	A

Lösung: ___ ___ ___ ___ ___ ___ ___ ___ ___ ___
1 2 3 4 5 6 7 8 9 10

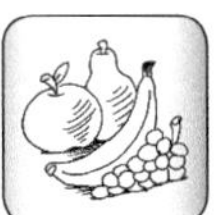

Alle Lebewesen brauchen Nahrung

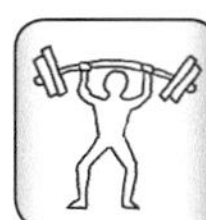

Für Menschen, Tiere und Pflanzen ist Nahrung lebensnotwendig! Denn der Körper braucht Energie, damit er richtig funktioniert. Organe, Zellen, Atmung, Herz und Muskeln arbeiten ununterbrochen, auch wenn wir schlafen.
In der Nahrung sind Nährstoffe enthalten, die der Körper für eine gesunde Entwicklung braucht. Zu den Nährstoffen gehören **Fette, Kohlenhydrate, Eiweiße, Mineralstoffe, Ballaststoffe** und **Vitamine**. Außerdem brauchen wir noch Wasser. Es gibt kein Lebensmittel, das alle Nährstoffe enthält, die unser Körper braucht. Deshalb müssen wir uns vielseitig ernähren. Wenn wir immer nur unser Lieblingsessen verspeisen, tut das unserem Körper nicht gut. Eine einseitige Ernährung kann uns sogar krank machen.

Lies den Text.
Beantworte die Fragen in ganzen Sätzen.

a) Warum braucht unser Körper auch im Schlaf Energie?

____

____

b) Woher bekommen wir diese Energie?

____

c) Nenne die wichtigsten Nährstoffe.

____

____

d) Bekommt dein Körper alle Nährstoffe, wenn du dich täglich von Pizza ernährst? Begründe.

____

____

e) Versuche zu erklären, was sich „vielseitig" ernähren bedeutet.

____

____

f) Was kann geschehen, wenn wir uns einseitig ernähren?

____

____

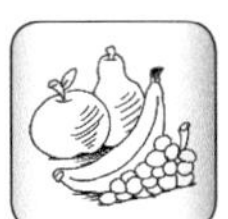

Nahrungsmittelgruppen

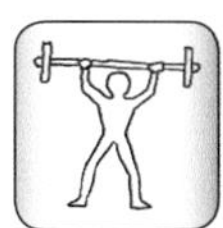

1 **Ordne die Lebensmittel verschiedenen Gruppen zu. Male die Bilder in den angegebenen Farben an.**

Gruppe 1: Getränke (blau)
Gruppe 2: Obst, Gemüse (grün)
Gruppe 3: Getreide, Getreideprodukte, Kartoffeln (braun)
Gruppe 4: Milch, Milchprodukte, Fisch, Fleisch, Eier (gelb)
Gruppe 5: Fette, Öle (orange)
Gruppe 6: Süßigkeiten (rot)

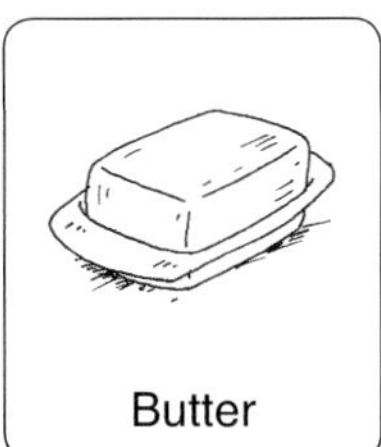
Butter

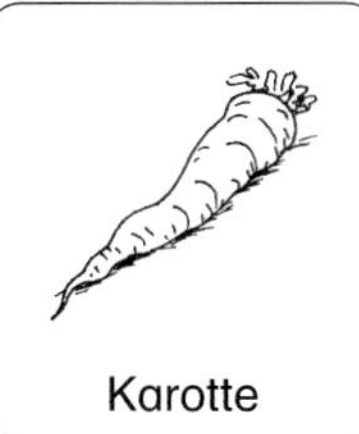
Karotte

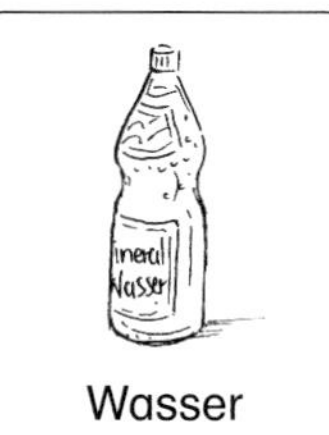
Wasser

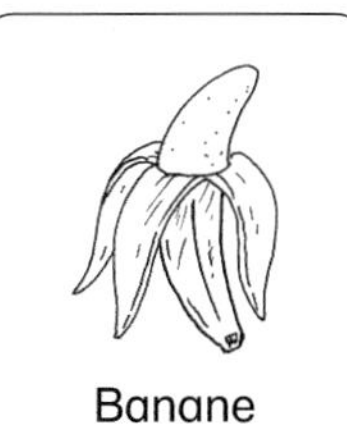
Banane

Kopfsalat

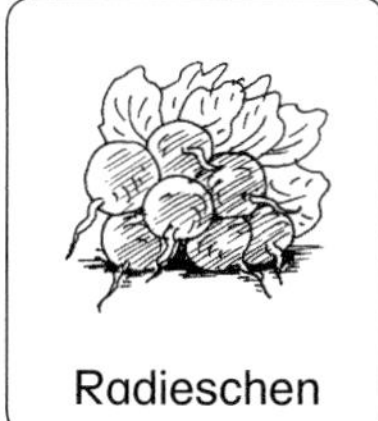
Radieschen

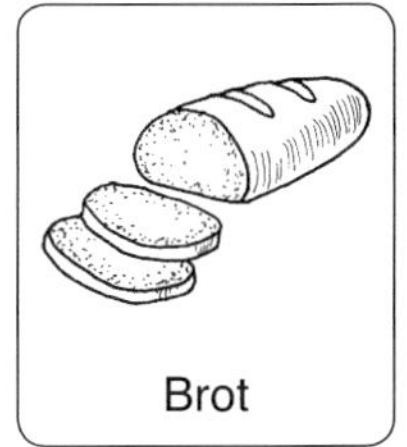
Brot

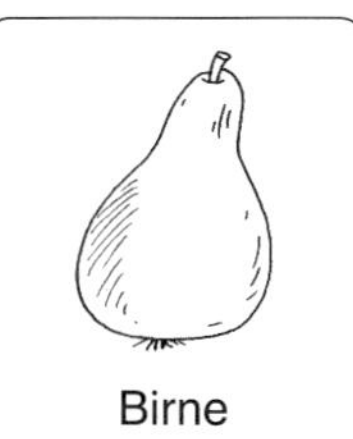
Birne

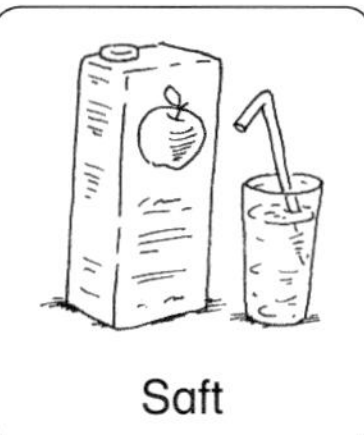
Saft

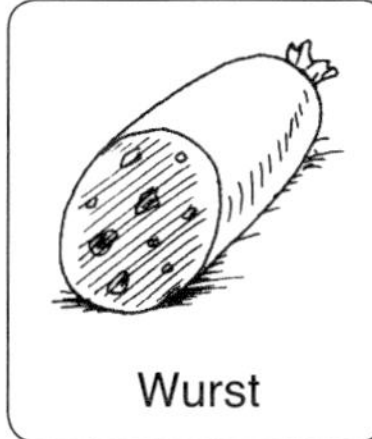
Wurst

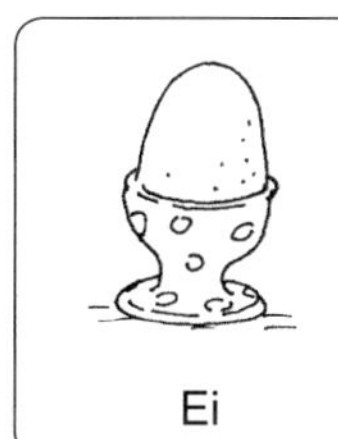
Ei

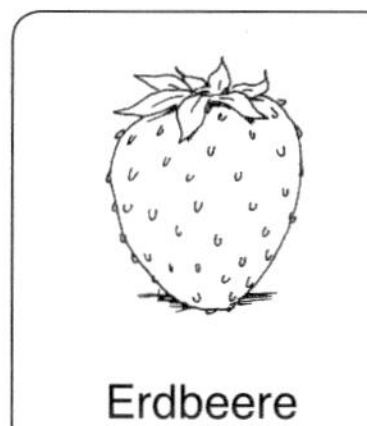
Erdbeere

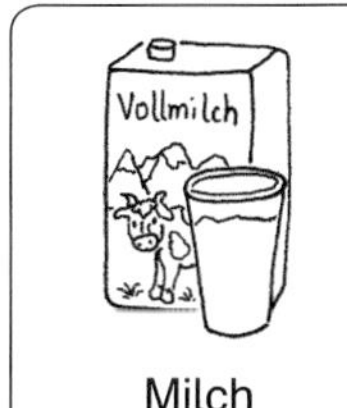

Milch

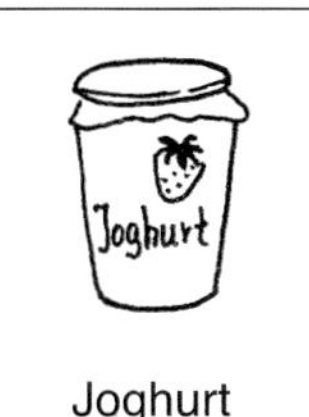

Joghurt

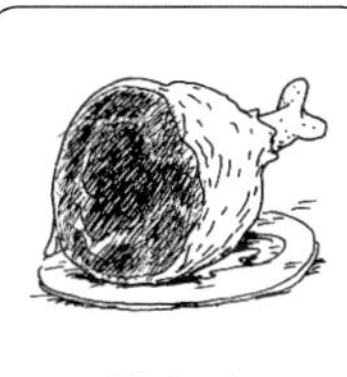
Fleisch

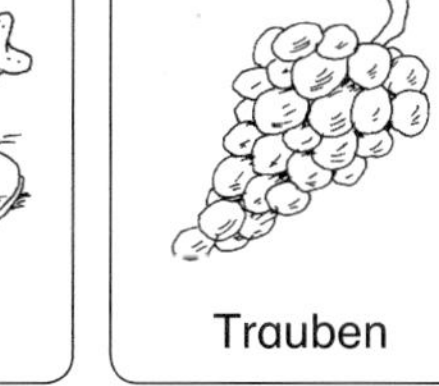
Trauben

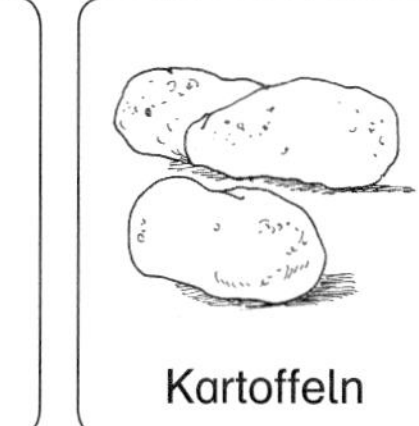
Kartoffeln

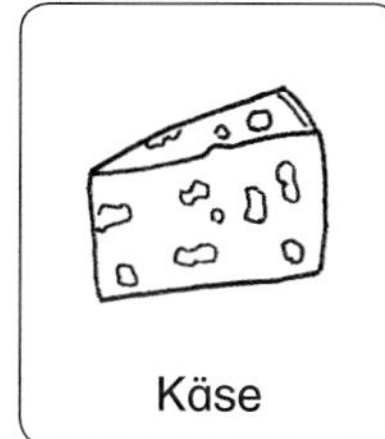
Käse

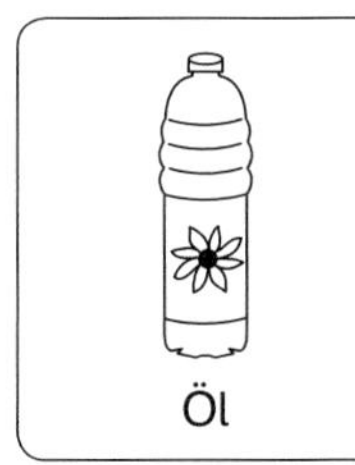
Öl

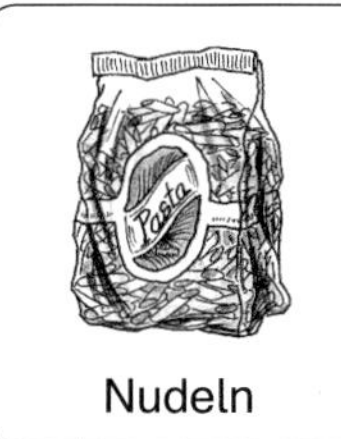
Nudeln

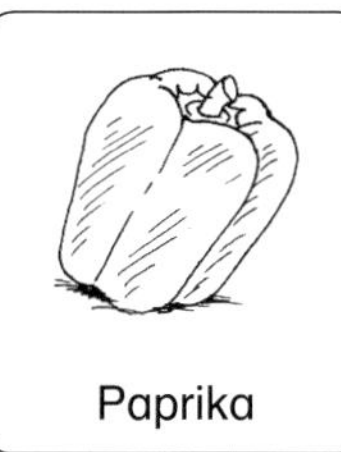
Paprika

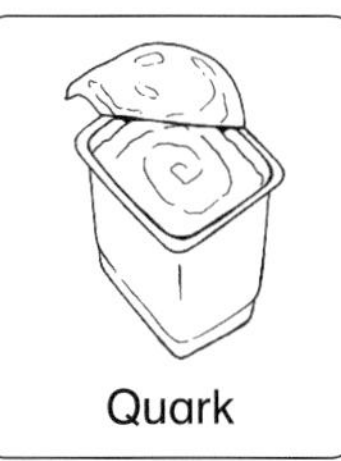
Quark

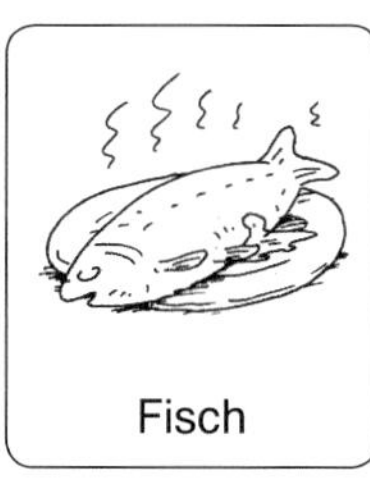
Fisch

Tee

2 **Nenne aus jeder Gruppe zwei Lebensmittel, die du besonders gerne magst.**

Gruppe 1: ______________________ ______________________

Gruppe 2: ______________________ ______________________

Gruppe 3: ______________________ ______________________

Gruppe 4: ______________________ ______________________

Gruppe 5: ______________________ ______________________

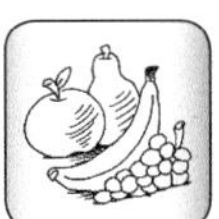

Die Lebensmittelpyramide

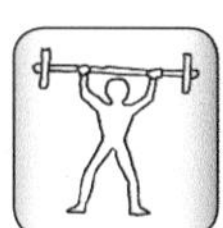

Eine gesunde Ernährung soll Nahrungsmittel aus jeder Gruppe der Lebensmittelpyramide enthalten. Aus den unteren drei Gruppen 1–3 sollst du täglich reichlich essen. Aus der Gruppe 4 und 5 sollst du dich weniger oft bedienen. Aus der obersten Gruppe 6 sollst du nur sparsam essen.

Ordne die Nahrungsmittelgruppen der Lebensmittelpyramide zu.

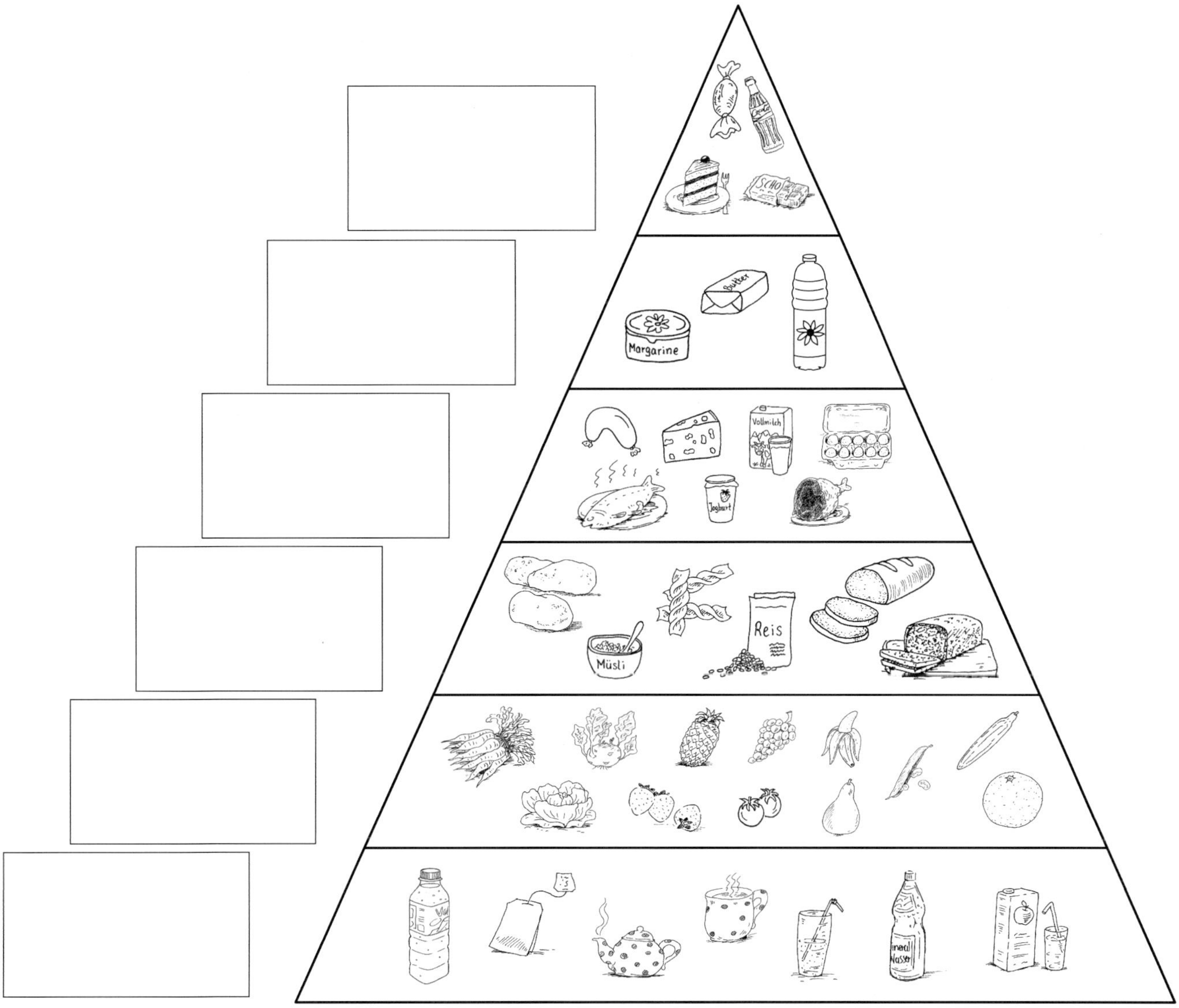

(3) Getreide, Getreideprodukte, Kartoffeln	(1) Getränke	(5) Fette, Öle
(4) Milch, Milchprodukte, Fisch, Fleisch, Eier	(2) Obst, Gemüse	(6) Süßigkeiten

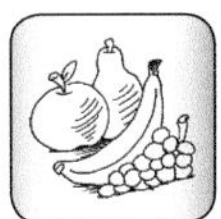

Energie für den Körper

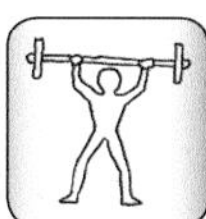

Setze die fehlenden Wörter ein.

Fett	Kraft	Getreide	dick	verbrauchen	Organe
Kartoffeln	Nudeln	vielseitigen	Wärme	geringer	

In **G** ___ ___ ___ ___ ___ ___ ___, Getreideprodukten und

K ___ ___ ___ ___ ___ ___ ___ ___ ___ sind besonders viele

Kohlenhydrate und Eiweiße enthalten. Kohlenhydrate liefern

Energie für **K** ___ ___ ___ ___ und Ausdauer und erzeugen

im menschlichen Körper **W** ___ ___ ___ ___.

Dabei sollte man darauf achten, nur so viel Energie aufzunehmen,

wie man **v** ___ ___ ___ ___ ___ ___ ___ ___ ___ ___ kann. Sportler benötigen mehr Energie

als Nicht-Sportler.

Bei älteren Menschen ist der Energiebedarf **g** ___ ___ ___ ___ ___ ___ ___ als bei Kindern

und jüngeren Menschen. Nehmen wir zu viele Kohlenhydrate auf, so verwandelt der Körper

diesen Nährstoff in **F** ___ ___ ___. Er lagert das Fett unter der Haut ein

und wir werden **d** ___ ___ ___. Viele innere **O** ___ ___ ___ ___ ___

werden durch zu viel Fett geschädigt.

Auf einem **v** ___ ___ ___ ___ ___ ___ ___ ___ ___ ___ ___ Speiseplan

müssen nicht immer Kartoffeln oder **N** ___ ___ ___ ___ ___ stehen.

Reis, Grünkern und andere Getreidearten liefern ebenfalls genügend Kohlenhydrate.

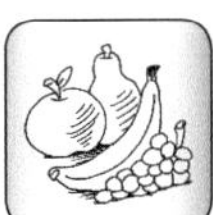

Den Nährstoffen auf der Spur

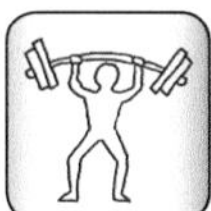

1 Verbinde die Satzteile.

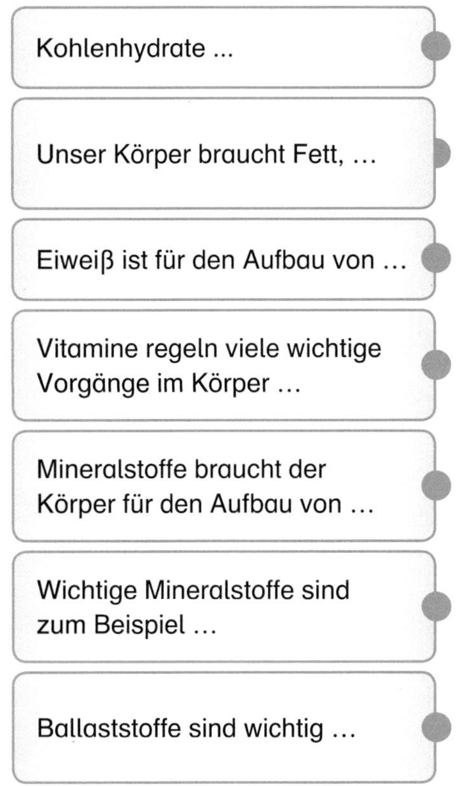

Kohlenhydrate ...	... und halten uns fit und gesund.
Unser Körper braucht Fett, ...	... Calcium, Magnesium, Eisen, Zink und Jod.
Eiweiß ist für den Aufbau von ...	... um Energie zu speichern.
Vitamine regeln viele wichtige Vorgänge im Körper ...	... für eine gute Verdauung.
Mineralstoffe braucht der Körper für den Aufbau von ...	... Muskeln, Organen, Knochen, Zellen und für unser Blut wichtig.
Wichtige Mineralstoffe sind zum Beispiel ...	... Körpergewebe, Zellen, Knochen und Zähnen.
Ballaststoffe sind wichtig ...	... sind unser wichtigster Energielieferant.

2 Expertenaufgabe

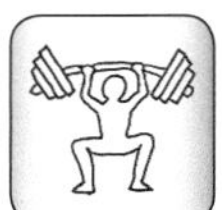

Ordne die Lebensmittel den Nährstoffen zu. Du kannst sie auch mehrfach zuordnen.

Kartoffeln | Olivenöl | Butter | Obst | Eier | Fisch

Milchprodukte | Gemüse | Nüsse | Zucker | Hülsenfrüchte

Fleisch | Brot | Margarine | Schokolade | Nudeln | Käse | Müsli

Diese Lebensmittel enthalten viel oder viele ... .

Kohlenhydrate: ____________________

Fett: ____________________

Eiweiß: ____________________

Vitamine: ____________________

Mineralstoffe: ____________________

Ballaststoffe: ____________________

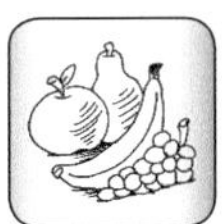

Stärketest (Versuch)

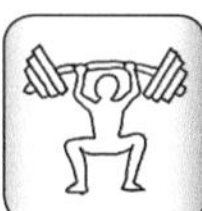

Stärke und Zucker bezeichnen wir als **Kohlenhydrate**. Oft können wir durch Schmecken herausfinden, welche Nahrungsmittel Zucker enthalten. Stärke kann man nicht schmecken. Am leichtesten können wir Stärke in Kartoffeln nachweisen.

Aufgabe: Mach den Stärketest.

Du brauchst:

- Suppenteller
- Rohe Kartoffel
- Gemüsereibe

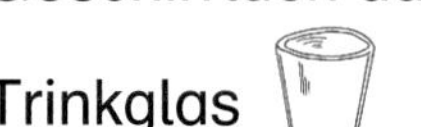

- Geschirrtuch aus Leinen
- Trinkglas

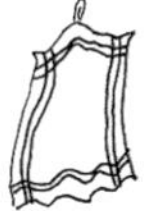

Meine Vermutung:

____

____

Meine Vorgehensweise:

____

____

____

____

Meine Beobachtung:

____

____

Ich lasse das Glas über Nacht stehen.

Meine Beobachtung und meine Begründung:

____

____

____

____

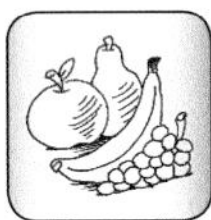

Stärketest (Versuch)

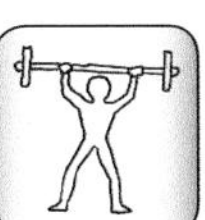

Aufgabe: Mach den Stärketest.

Du brauchst:

- Suppenteller
- Rohe Kartoffel
- Gemüsereibe
- Geschirrtuch aus Leinen
- Trinkglas

Meine Vorgehensweise:

schäle ich eine rohe Kartoffel.

presse ich das Fruchtfleisch durch das Geschirrtuch.

lasse ich den Saft in das Glas laufen.

zerreibe ich die Kartoffel über dem Suppenteller.

Zuerst ______________________________

Dann ______________________________

____

Nun ______________________________

____

Zuletzt ______________________________

Meine Beobachtung:

☐ Der Kartoffelsaft ist trüb.

☐ Der Kartoffelsaft ist klar.

Ich lasse das Glas über Nacht stehen.

Meine Beobachtung und meine Begründung:

Setze die fehlenden Wörter ein.

Boden	klarer	Stärke	trüb

Gestern war der Kartoffelsaft ____________.

Heute sieht der Saft ____________ aus. Am ____________ des Glases hat sich etwas abgesetzt. Das ist die ____________, die in der Kartoffel enthalten war.

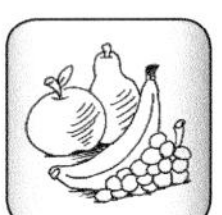

Eiweiße

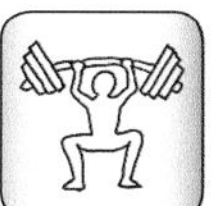

Eiweiße werden auch **Proteine** genannt und dienen nicht der Energiegewinnung. Sie lassen unseren Körper wachsen und erhalten die Körperfunktionen. Eiweiße braucht unser Körper zum Aufbau von Muskeln, Organen, Knochen und Zellen. Auch für die Bildung der roten Blutkörperchen (Transport von Sauerstoff) ist Eiweiß wichtig. Eiweiß sättigt langanhaltend.

1 **Wir unterscheiden je nach Herkunft pflanzliches und tierisches Eiweiß. Ordne die Lebensmittel den beiden Eiweißgruppen zu.**

Getreide | Eier | Buttermilch | Gemüse | Käse | Geflügel

Bohnen | Quark | Fisch | Linsen | Fleisch | Kartoffeln | Nüsse

pflanzliches Eiweiß	**tierisches Eiweiß**
______	______
______	______
______	______
______	______
______	______
______	______

2 **Beurteile und kreuze an: richtig (r) oder falsch (f)?**

	r	f
1. Eiweiß ist nur in Eiern enthalten.	N	P
2. Es gibt nur pflanzliches Eiweiß.	B	R
3. Mandeln enthalten pflanzliches Eiweiß.	O	F
4. Unser Körper braucht Eiweiß zum Muskelaufbau.	T	G
5. Pflanzliches Eiweiß ist in Käse enthalten.	U	E
6. Wenn ich mich ganz ohne Eiweiß ernähre, schrumpfen meine Muskeln.	I	V
7. Fleisch enthält viel tierisches Eiweiß.	N	S

Lösung: ___ ___ ___ ___ ___ ___ ___
1 2 3 4 5 6 7

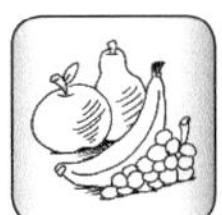

Achtung, hier ist Fett versteckt!

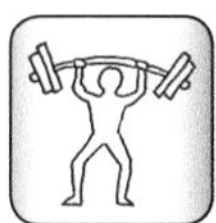

Dein Körper braucht Fett. Zu viel Fett ist aber ungesund und macht uns dick. In Fleisch und Wurst ist Fett leicht zu erkennen. Aber in vielen Lebensmitteln sind sogenannte **versteckte Fette** enthalten. Deshalb merken wir oft nicht, dass wir zu viel Fett essen.

Vermute, in welchen Lebensmitteln besonders viel Fett versteckt ist. Kreuze an.

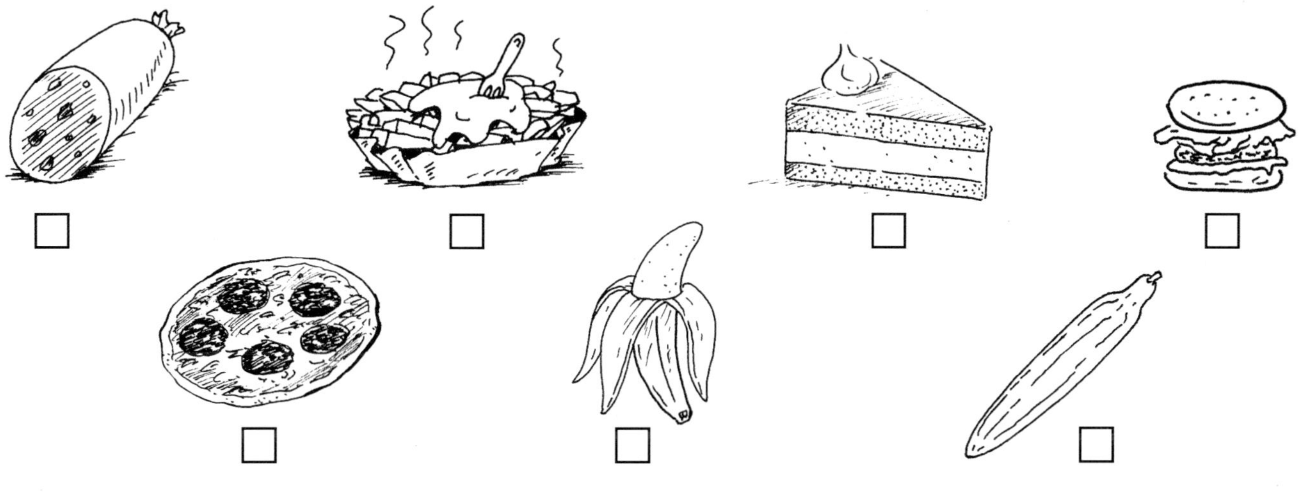

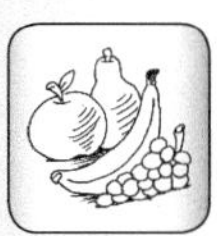

Mach die Fettprobe (Versuch)

Aufgabe: Findet heraus, welche Lebensmittel versteckte Fette enthalten.
Arbeite mit einem Partner.

Ihr braucht:

- Küchenbrettchen als Unterlage
- Stücke von Pergamentpapier
- Verschiedene Lebensmittel
- Wasserfarben
- Forscherbogen (Mach die Fettprobe) für jeden Schüler

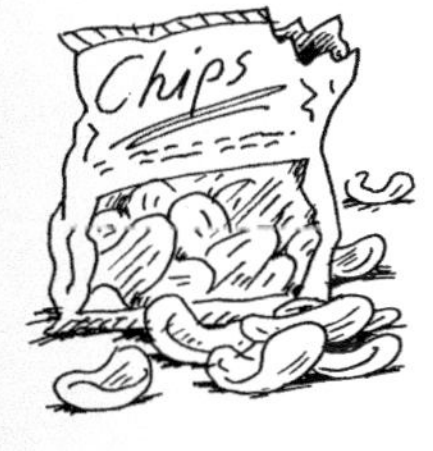

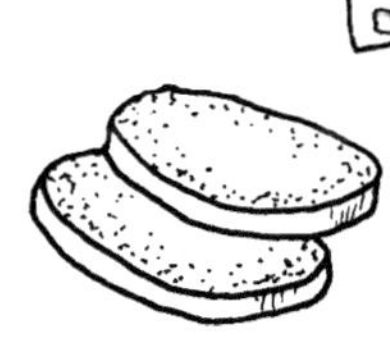

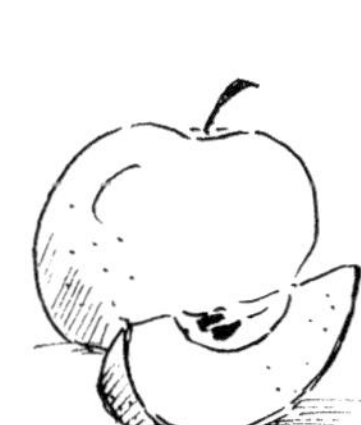

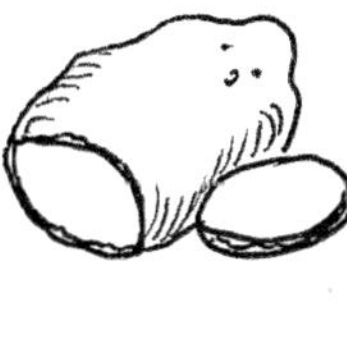

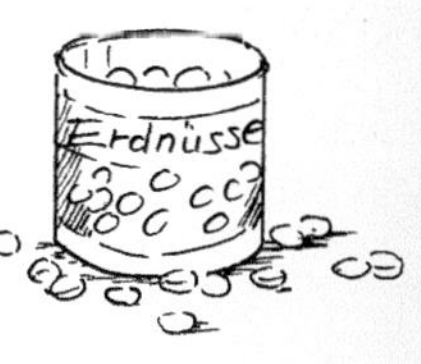

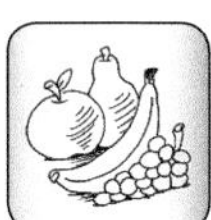

Mach die Fettprobe (Forscherbogen)

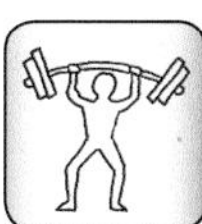

Meine Vermutung:

☐ In der Brotscheibe werde ich Fett entdecken.

☐ In der Apfelscheibe werde ich kein Fett finden.

Meine Vorgehensweise:

drücke ich das Pergamentpapier darauf.	nehme ich das Pergamentpapier hoch.
färbe ich die Stelle mit einer Wasserfarbe.	lege ich ein Nahrungsmittel auf das Brettchen.

Zuerst ______________________________

____

Dann ______________________________

____

Nun ______________________________

____

Zum Schluss ______________________________

____

Meine Beobachtung und meine Begründung:

____

____

Mein Ergebnis:
Ich habe versteckte Fette entdeckt in:

____

____

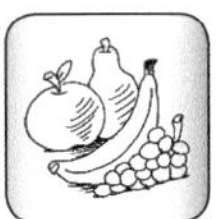

Das Vitamine-Alphabet

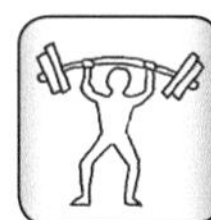

Vitamine regeln die Vorgänge im Körper und schützen vor Krankheiten.
Sie sind sehr empfindlich gegen Hitze und Licht. Sie stecken daher am meisten in frisch zubereitetem Essen.
Vitamine werden mit großen Druckbuchstaben gekennzeichnet. Die wichtigsten sind die **Vitamine A, B, C, D** und **E**.

Name	Funktion	Enthalten in
Vitamin A	Stärkt die Haut Hält die Augen gesund	Gemüse, Obst
Vitamin B	Fördert den Energiestoffwechsel der Körperzellen	Nüsse, Hülsenfrüchte, Kartoffeln, Schweinefleisch, Milch, Bananen
Vitamin C	Schutz vor Erkältungskrankheiten	Zitrusfrüchten, Paprika, Tomaten, Kohl
Vitamin D	Stärkt die Knochen und Zähne	Eiern, Fisch, Kalbfleisch, Pilzen
Vitamin E	Bestandteil aller Körperzellen	Pflanzenöle, Butter, Nüsse, Blattgemüse

Stelle mit deinem Partner einen Speiseplan für drei Tage auf.
Achtet darauf, dass euer Körper alle Vitamine bekommt.

	1. Tag	2. Tag	3. Tag	Vitamine
Frühstück				
Zwischen-mahlzeit				
Mittag-essen				
Zwische-nmahlzeit				
Abend-essen				

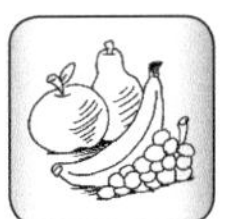

Eine gute Verdauung

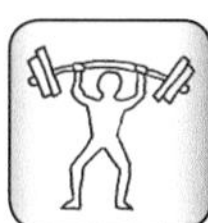

Neben Vitaminen und Mineralstoffen sind auch **Ballaststoffe** für unsere Ernährung wichtig. Sie unterstützen die gesunde Verdauung. Ballaststoffe halten uns außerdem länger satt. Obst, Gemüse, Getreideprodukte und Hülsenfrüchte enthalten viele Ballaststoffe.

1 Beurteile und kreuze an: richtig (r) oder falsch (f)?

	r	f
1. Ballaststoffe sind ungesund.	P	S
2. Ballaststoffe sind ausgesprochene Sattmacher.	A	F
3. Obstschale hat besonders viele Ballaststoffe. Deshalb solltest du Obst nicht schälen.	T	G
4. Weißbrot enthält mehr Ballaststoffe als Vollkornbrot.	U	T

Lösung: ___ ___ ___ ___
1 2 3 4

2 Was hält dich nach dem Frühstück länger satt? Male an.

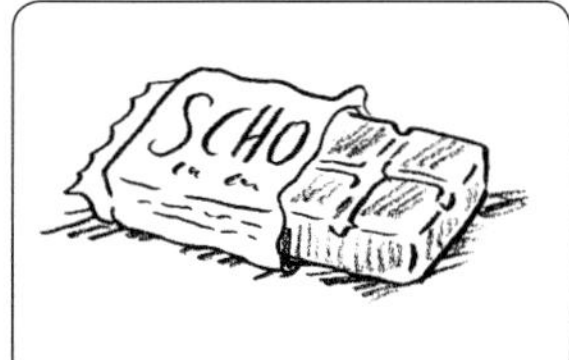

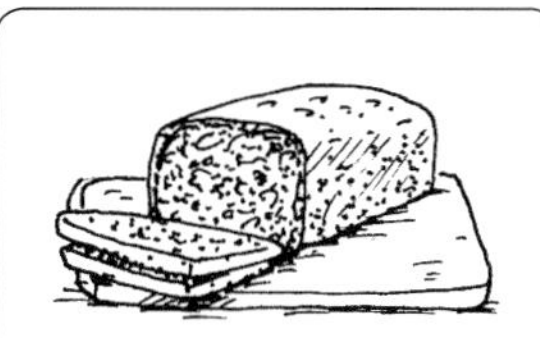

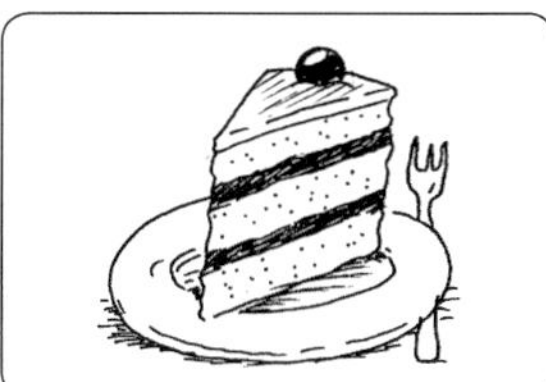

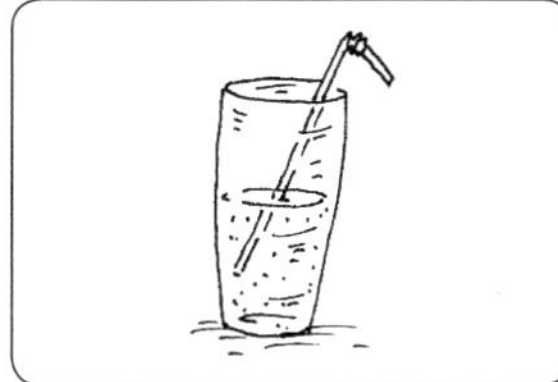

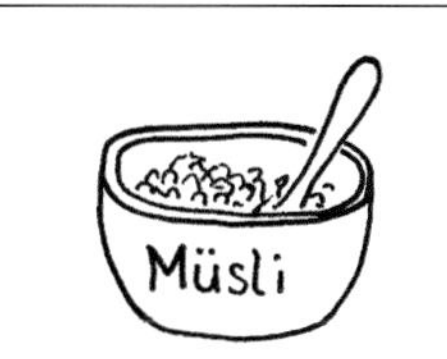

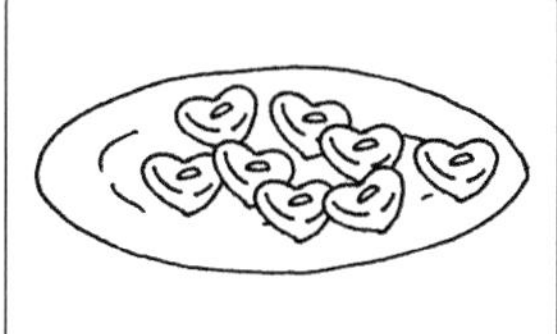

3 Warum soll unsere Nahrung viele Ballaststoffe enthalten?

____

____

4 Mein Onkel sagt: „Ich schlucke lieber eine Vitamin-Pille, anstatt einen Apfel zu essen. Das geht schneller." Wie denkst du darüber?

____

____

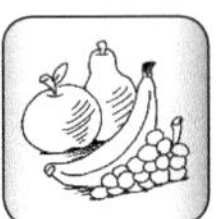

Wasserhaushalt unseres Körpers (Experiment)

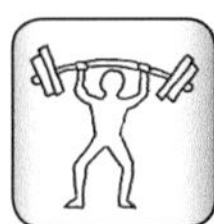

Ohne zu trinken kann der Mensch nur wenige Tage überleben, ohne Nahrung mehrere Wochen.
Unser Körper verbraucht täglich viel Flüssigkeit. Diese muss immer wieder ersetzt werden.
Zum Schutz vor Austrocknung bekommen wir Durst.

Achtung:
Führe dieses Experiment nur an der Hand durch!!!

1 **Stecke deine Hand in eine Plastiktüte. Binde sie am Handgelenk mit Klebeband zu. Mach nun 10 bis 15 Kniebeugen.**

Was beobachtest du an deiner Hand?

____

____

Notiere deine Erklärung.

____

____

____

2 **Halte einen Spiegel nahe vor dein Gesicht. Hauche den Spiegel an.**

Was beobachtest du?

____

____

Notiere deine Erklärung.

____

____

____

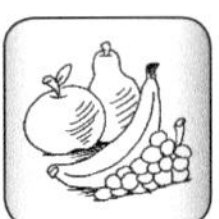

Wasser abgeben – Wasser aufnehmen

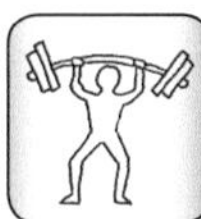

Wasser ist ein Grundbestandteil unseres Körpers. Er gibt tagsüber und nachts ungefähr 2 Liter Flüssigkeit ab. Deshalb müssen wir tagsüber wieder etwa 2 Liter Wasser aufnehmen.

(1) Vervollständige den Text.

Damit alle Abläufe in unserem ____________ (Körper) richtig funktionieren, brauchen wir einen gesunden Wasserhaushalt. ____________ (Flüssigkeit), die der Körper ____________ (abgibt), muss im gleichen Zeitraum durch ____________ (Trinken) oder ____________ (Essen) wieder ____________ (aufgenommen) werden.

Besonders viel Flüssigkeit ist in ____________ (Obst) und ____________ (Gemüse) enthalten.

Unser Körper gibt beim ____________ (Atmen), beim ____________ (Schwitzen), bei der Abgabe von ____________ (Kot) und ____________ (Urin) und durch Verdunsten von ____________ (Feuchtigkeit) auf der Haut Flüssigkeit ab.

Erheblich mehr Wasser braucht der Körper bei großer ____________ (Hitze), beim ____________ (Sport), bei schwerer ____________ (körperlicher) Arbeit, bei ____________ (Fieber), ____________ (Erbrechen) und ____________ (Durchfall).

(2) Durch Wassermangel drohen unserem Körper Gefahren. Kreuze an, welche Folgen Wassermangel haben kann.

- ☐ Kopfschmerzen
- ☐ trockene Haut und Lippen
- ☐ Müdigkeit
- ☐ Ohrenschmerzen
- ☐ Verstopfung
- ☐ Schlaflosigkeit

Wenn du viel trinkst, musst du öfter auf die Toilette. Dadurch werden Schadstoffe schneller ausgeschieden.
Wenn dein Urin kräftig gelb aussieht, kann das ein Hinweis darauf sein, dass du zu wenig getrunken hast.

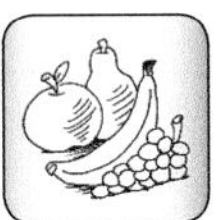

Wasser abgeben – Wasser aufnehmen

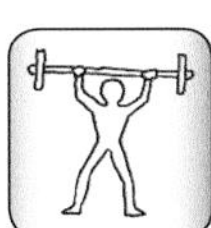

Schneide die Textkärtchen aus und klebe sie unter die richtigen Bilder.

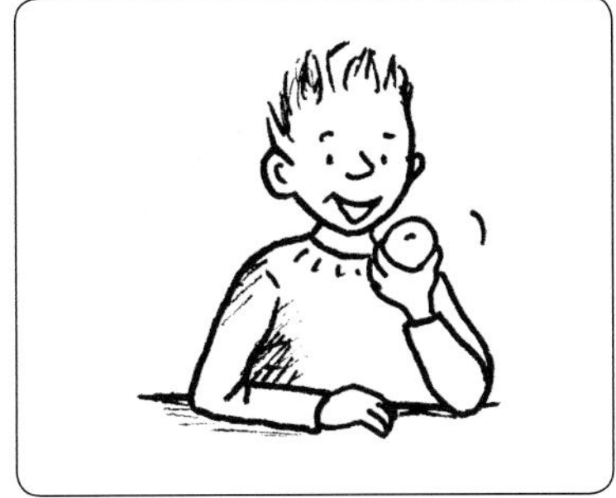
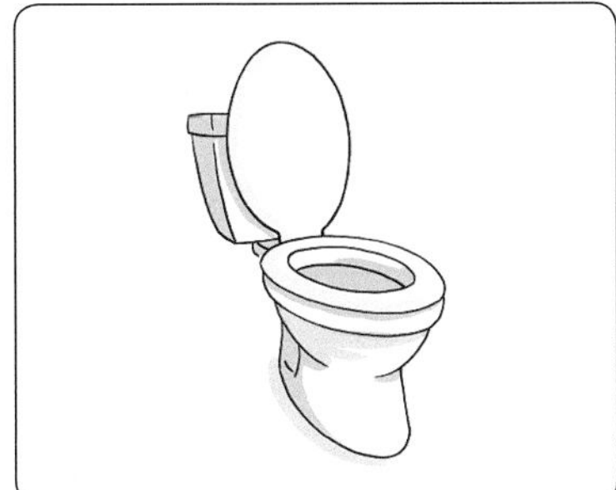
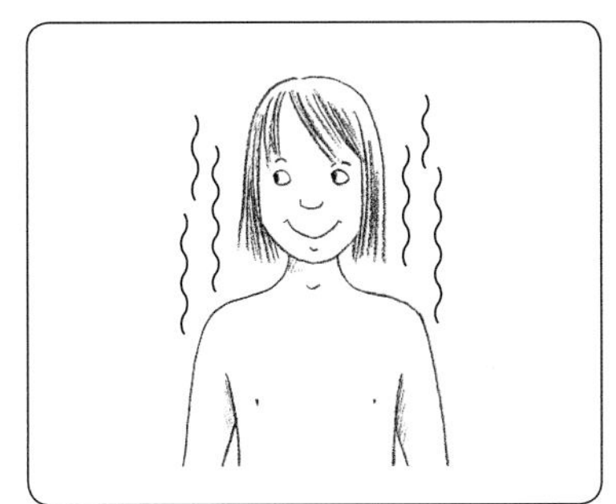

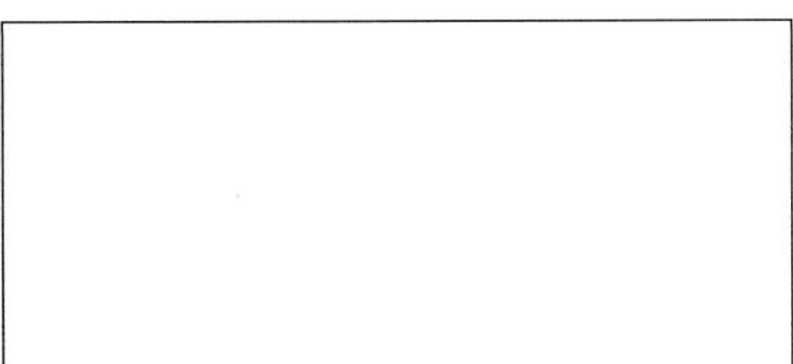
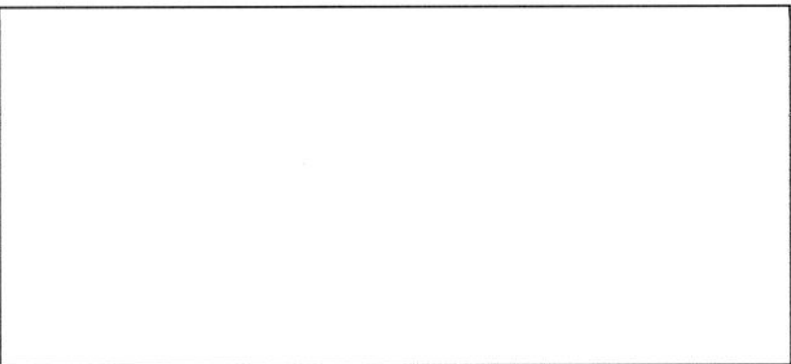

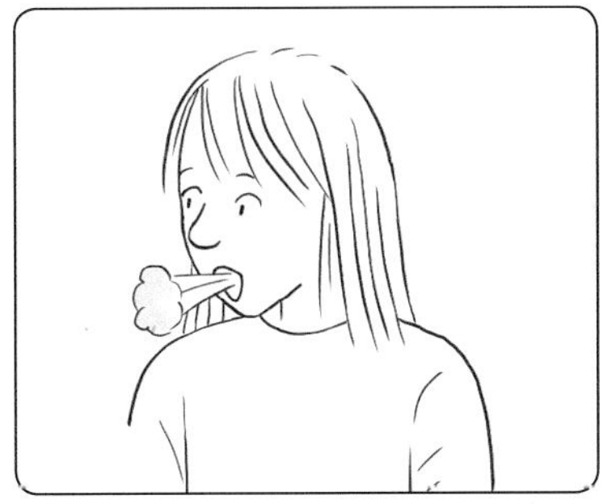
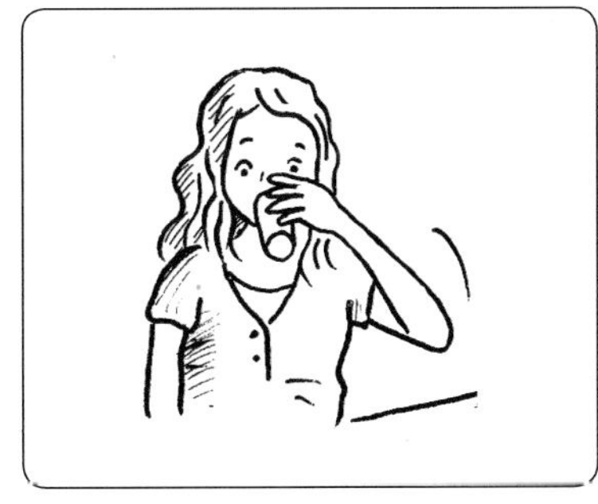
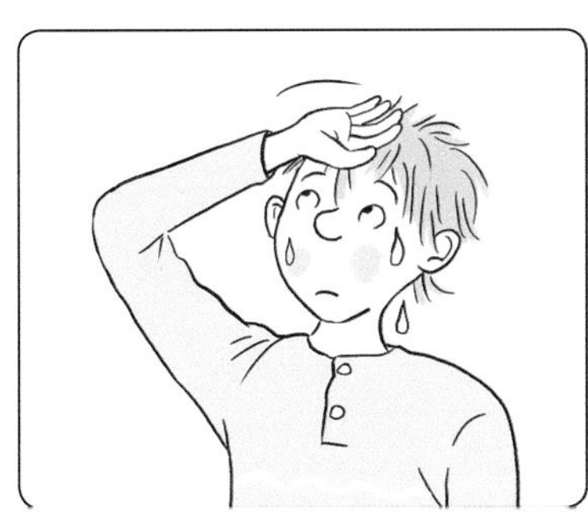

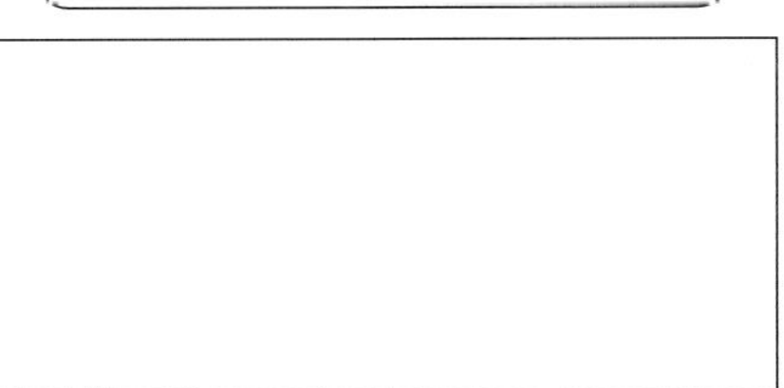

Durch die Atmung geben wir Flüssigkeit ab.	Durch Verdunstung auf der Haut geben wir Wasser ab.	Mit Getränken nehmen wir Wasser auf. Das sollten etwa 1,5 bis 2 Liter sein.
Mit Urin und Kot geben wir auf der Toilette Flüssigkeit ab.	Durch Schwitzen geben wir Wasser ab.	Auch mit dem Essen nehmen wir Wasser auf. Viel Flüssigkeit ist in Obst und Gemüse enthalten.

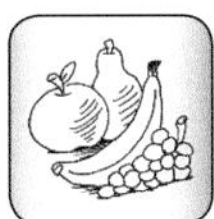

Was löscht den Durst wirklich? (Experiment)

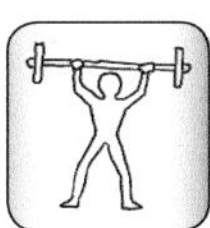

Finde heraus, was den Durst am besten löscht.

Du brauchst:
3 Gläser oder Becher, Esslöffel, Puderzucker, Ascorbinsäure (= Vitamin-C-Pulver)

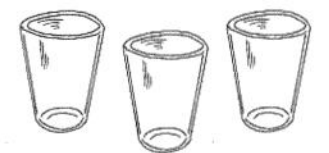

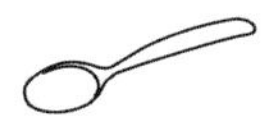

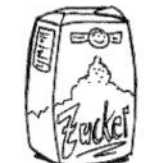

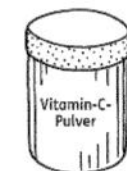

So füllst du die Gläser:

Erstes Glas: Leitungswasser mit zwei Esslöffeln Puderzucker verrühren.
Zweites Glas: Fülle die Hälfte des ersten Glases hinein.
Gib einen halben Esslöffel Ascorbinsäure dazu.
Drittes Glas: Kaltes Leitungswasser.

Mach die Geschmacksprobe.

Probiere einen Schluck Zuckerwasser (erstes Glas).

Wie schmeckt es dir? ____________________

Nimm einen Schluck kaltes Leitungswasser (drittes Glas).

Wie schmeckt es dir? ____________________

Probiere nun einen Schluck von dem Zucker-Ascorbinsäure-Wasser (zweites Glas).

Wie schmeckt es dir? ____________________

Benote den Geschmack dieser Getränke.

1: sehr gut 2: geht so 3: schlecht

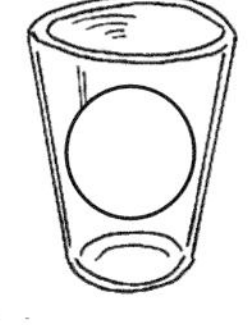
Zuckerwasser

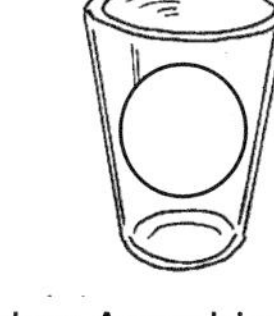
Zucker-Ascorbinsäure-Wasser

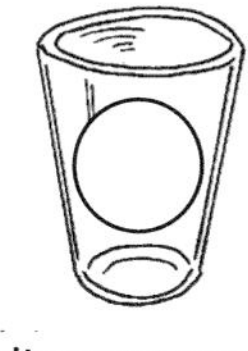
Leitungswasser

Meine Begründung: ____________________

____

Welches Getränk löscht wohl am besten den Durst? ____________________

Welches Getränk ist eher eine Süßigkeit? ____________________

Meine Begründung:

____

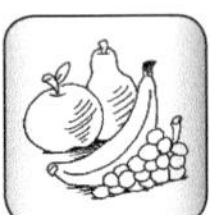

Gesunde Durstlöscher

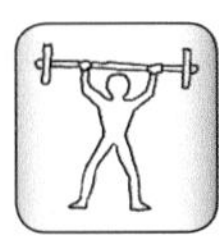

Viel trinken ist gesund. Doch die Getränke sollen den Durst löschen und nicht dick machen. Besonders in Limonaden und Erfrischungsgetränken ist viel Zucker enthalten. Durch die Kombination von Süß und Sauer, können unsere Geschmackssinne den hohen Zuckeranteil nicht erkennen.

(1) **Entscheide, welche Getränke gesund sind und welche nicht.**

	gesund	ungesund
Cola		
Limonade		
Früchtetee		
Kräutertee		
Mineralwasser		

	gesund	ungesund
Apfelschorle		
Orangensaft		
Wasser		
Kakao		
Eistee		

Tipps für leckere und gesunde Getränke

Wasser mit Geschmack
Findest du, dass Wasser zu wenig Geschmack hat? Dann gebe frische Zutaten in dein Wasser: Zitronen-Wasser, Pfefferminz-Wasser, Ingwer-Wasser. Probiere auch andere Zutaten aus! Welcher Geschmack gefällt dir am besten?

Ungesüßte Tees
Hier eignen sich am besten ungezuckerte Früchte- und Kräutertees aus dem Teebeutel. Verwende keinen Instanttee, der viel Zucker enthält. Tees kannst du warm oder kalt trinken, im Sommer vielleicht sogar mit einem Eiswürfel.

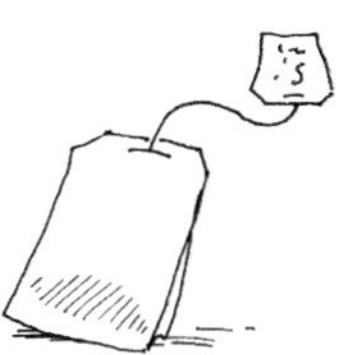

Saftschorlen
Fertig gemischte Mixgetränke sind meistens mit viel Zucker angereichert und als Durstlöscher ungeeignet. Mach dir dein Mixgetränk doch einfach selber. Mische dazu einen Teil Saft mit zwei Teilen Wasser.

Verwende am besten einen „Direktsaft", der hat einen Fruchtanteil von 100 Prozent. Andere Säfte sind schon mit Wasser verdünnt und oft mit Zucker angereichert!

(2) **Schreibe dein Lieblingsrezept!**

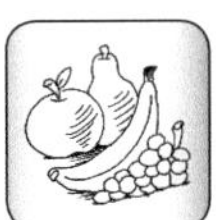

Einseitig oder vielseitig? 1 (Projekt)

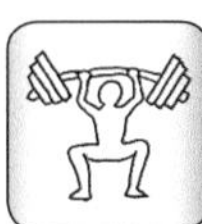

(1) **Lies die Texte aufmerksam. Markiere, was Paul und Julia essen und trinken.**

Pauls Tagesablauf

Um 6.30 Uhr läutet Pauls Wecker. Er ist noch ziemlich müde, weil er schlecht geschlafen hat. Rasch geht er auf die Toilette, wäscht sich im Bad und putzt die Zähne.
Nun wird es aber Zeit für die Schule! Der Junge macht sich lustlos auf den Weg, weil er in den ersten beiden Stunden Sport hat. Das mag er gar nicht. Unterwegs kauft sich Paul beim Bäcker eine Zuckerschnecke und einen Schokoriegel. Er isst die Zuckerschnecke gleich auf dem Schulweg. Nach zwei Stunden Sportunterricht vertilgt der Junge in der Pause seinen Schokoriegel.
Es ist 12 Uhr. Der Unterricht ist vorbei. Paul läuft zur Pommesbude. Er hat großen Hunger und isst eine riesige Portion Pommes frites und trinkt dazu eine Flasche Cola. Jetzt hat er Bauchschmerzen.
Bei den Hausaufgaben am Nachmittag fühlt sich Paul schlapp und kann sich kaum noch konzentrieren. Er geht in die Küche und macht sich ein Toastbrot mit Nuss-Nougat-Creme. Nach den Hausaufgaben spielt Paul Computer.
Am Abend kommt Pauls Mutter von der Arbeit. Sie bringt eine große Pizza mit. Mutter und Paul nehmen ihr Abendessen vor dem Fernseher ein. Dazu trinken sie Limonade. Zum Nachtisch gibt es noch Chips und ein paar Gummibärchen.
Um 21 Uhr geht er ins Bett.

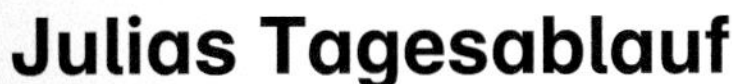

Julias Tagesablauf

Julias Wecker läutet um 6 Uhr. Gut ausgeschlafen springt sie aus dem Bett, geht auf die Toilette und ins Bad. Julia setzt sich an den Tisch und isst eine Schale Müsli mit Milch, Nüssen und frischen Früchten. Dazu trinkt sie eine Tasse ungesüßten Kräutertee. Dann richtet sie noch ihr Pausenbrot. Nun noch die Zähne putzen!
Danach macht Julia sich mit dem Fahrrad auf den Weg zur Schule. In den ersten beiden Stunden hat Julia Sport. Das gefällt ihr besonders gut.
In der Pause isst das Mädchen eine Scheibe Vollkornbrot mit Wurst und einen Apfel. Dazu trinkt sie Mineralwasser. Bis zum Unterrichtsende ist sie nun topfit.
Zum Mittagessen gibt es Spaghetti mit Gemüsesoße. Julia streut noch etwas geriebenen Käse darüber. Dazu isst sie einen kleinen Teller Blattsalat mit Tomaten und Gurkenscheiben. Zum Trinken gibt es ein Glas Apfelschorle. Voller Energie erledigt Julia jetzt die Hausaufgaben.
Um 15 Uhr isst Julia eine Hand voll Weintrauben und trinkt ein Glas Mineralwasser.
Bis 17.30 Uhr hat sie Tennistraining.
Um 18 Uhr sitzt Julia mit ihren Eltern beim Abendessen. Sie nimmt eine Scheibe Brot mit Wurst und eine mit Käse. Dazu isst sie frische Paprika, Tomaten und Gurken. Zu Trinken gibt es eine Tasse warmen Früchtetee.
Als Nachtisch vertilgt das Mädchen ein Stückchen Schokolade.
Nachdem Julia noch ein bisschen in einem spannenden Buch gelesen hat, ist sie um 21 Uhr fest eingeschlafen.

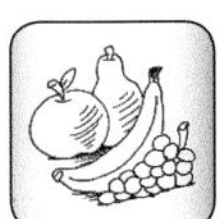

Einseitig oder vielseitig? 2 (Projekt)

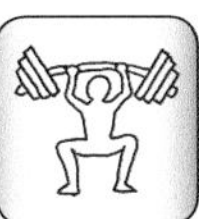

2) Trage in die Tabellen ein, was Paul und Julia an diesem Tag gegessen und getrunken haben.

Paul:

Morgen	Pause	Mittag	Nachmittag	Abend

Julia:

Morgen	Pause	Mittag	Nachmittag	Abend

3) Welche Inhaltsstoffe haben Paul und Julia zu sich genommen? Ordne zu.

Paul

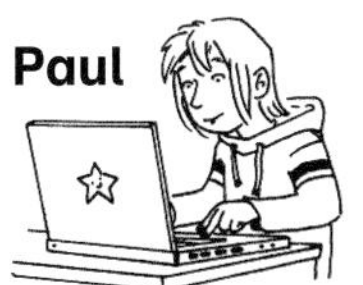

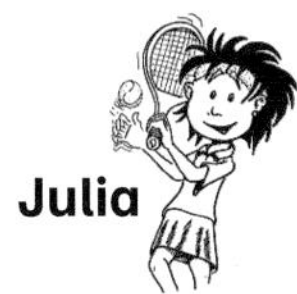

Julia

Fett | Zucker | Stärke | Vitamine | Kohlenhydrate | Eiweiß | Ballaststoffe | Mineralstoffe

4) Welche Aussagen über den Alltag von Paul und Julia treffen zu? Trage jeweils Paul oder Julia in die Lücke ein.

_______________ ernährt sich einseitig und ungesund.

_______________ ernährt sich vielseitig und gesund.

_______________ isst morgens, mittags und abends. Zwischendurch isst sie kleine Zwischenmahlzeiten.

_______________ überspringt das Frühstück und isst dafür riesige Portionen zu Mittag und Abend.

_______________ treibt viel Sport in der Freizeit und ist topfit.

_______________ hat zu wenig Bewegung und ist oft schlapp.

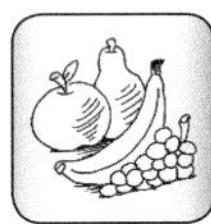

Wir ernähren uns ausgewogen (Gruppenarbeit)

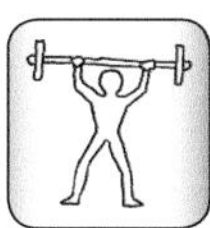

Aufgabe:

Stellt eine ausgewogene Ernährung für einen Tag zusammen.
Arbeitet in Vierer- oder Fünfergruppen.

Ihr braucht:

- Arbeitsblatt „Die Lebensmittelpyramide“
- Pappe oder Karton
- Buntstifte

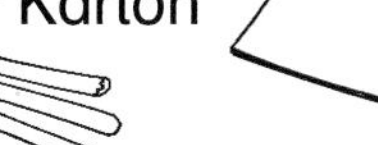

- Werbeblätter von Supermärkten
- Schere
- Klebstoff

So arbeitet ihr:

- Besprecht in der Gruppe zunächst die Bedeutung des Wortes „ausgewogen“.
- Stellt Regeln für eine gesunde Ernährung auf. Vervollständigt dafür die Sätze mit „viel/viele“ oder „wenig“.

  Eine gesunde Ernährung bedeutet, …
  – … verschiedene Lebensmittel zu sich zu nehmen.
  – … Fett zu sich zu nehmen.
  – … Vollkornbrot, Gemüse und Obst zu essen.
  – … zu trinken.
  – … Süßigkeiten zu essen.
  – … kleine Mahlzeiten am Tag zu essen.

- Jeder sucht sich eine Mahlzeit aus (Frühstück, Pausenmahlzeit, Mittagessen, Zwischenmahlzeit, Abendessen).
- Stellt die Mahlzeit mithilfe der Lebensmittelpyramide zusammen. Ihr könnt schreiben, malen oder Bilder verwenden.
- Bevor ihr euer Essen für einen Tag in der Gruppe zusammenstellt, kontrolliert, ob die Ernährung wirklich vielseitig und ausgewogen ist. Müsst ihr vielleicht an einzelnen Mahlzeiten noch etwas verändern?
- Gestaltet nun euer Plakat mit der Überschrift *„Wir ernähren uns ausgewogen“.*
  Auf dem Plakat sollen alle Mahlzeiten des Tages in der richtigen Reihenfolge zu sehen sein. Klebt neben die Bilder erklärende Texte.
  Schreibt die Regeln für eine gesunde Ernährung ebenso auf euer Plakat.
- Hängt eure Plakate im Klassenzimmer, im Schulflur oder in der Aula auf.
- Ladet andere Klassen oder die Eltern ein und präsentiert eure Ergebnisse.

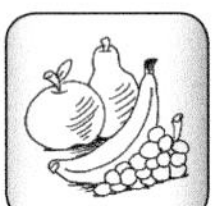

Das gehört zu einer gesunden Ernährung (Suchsel)

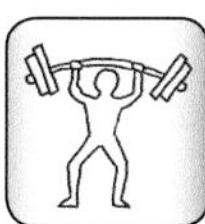

(1) **Finde Begriffe, die zu einer gesunden Ernährung gehören. Suche waagrecht → und senkrecht ↓. Auch ungesunde Lebensmittel haben sich versteckt. Findest du sie?**

D	F	O	C	K	O	H	L	E	N	H	Y	D	R	A	T	E	M	I	P	L
V	J	G	M	K	L	A	Ö	S	A	F	B	N	E	R	O	N	C	O	L	A
M	D	B	I	N	P	M	I	L	C	H	Ü	K	P	X	M	Ä	H	S	G	V
B	K	L	N	Z	U	B	S	W	N	M	K	V	I	T	A	M	I	N	E	P
H	K	O	E	P	G	U	R	K	E	Ü	D	C	Z	G	T	H	P	E	T	T
Q	U	A	R	K	E	R	T	Z	N	H	I	O	Z	Y	E	B	S	A	R	B
Ä	R	T	A	J	O	G	H	U	R	T	G	P	A	P	R	I	K	A	E	M
M	Ü	S	L	I	X	E	H	U	M	K	P	O	Ü	D	R	T	G	H	I	M
Z	U	H	S	I	O	R	P	Ü	K	L	N	M	S	D	C	H	V	B	D	E
B	H	G	T	I	O	P	M	V	G	F	R	M	V	B	F	F	R	T	E	N
S	C	H	O	K	O	L	A	D	E	G	H	E	J	F	R	I	E	R	T	Z
A	Z	H	F	B	R	T	C	D	M	J	K	S	L	O	P	S	M	F	E	R
L	F	G	F	B	N	Z	E	K	I	O	P	L	K	K	U	C	H	E	N	V
A	X	C	E	I	W	E	I	ß	U	I	O	P	R	T	V	H	G	T	L	P
T	G	H	J	K	Ö	N	S	D	F	G	H	P	O	E	R	W	Q	T	Ü	P

(2) **Sortiere die gefundenen Wörter.**

a) Gesunde Lebensmittel: ______________________________

____

____

b) Ungesunde Lebensmittel: ______________________________

____

____

c) Nährstoffe: ______________________________

____

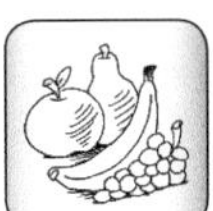

Das weiß ich jetzt über Ernährung

Beantworte die Fragen in ganzen Sätzen.

1. Warum ist Nahrung lebensnotwendig?

____

____

2. Wieso brauchen wir eine vielseitige Ernährung?

____

____

3. Aus welchen Nahrungsmittelgruppen sollst du reichlich essen?

____

4. Was geschieht, wenn wir zu viel Zucker zu uns nehmen?

____

____

5. Wozu braucht unser Körper Eiweiß?

____

6. Was sind versteckte Fette?

____

7. Wovor schützt Vitamin C und worin ist es enthalten?

____

____

8. In welchen Nahrungsmitteln befinden sich besonders viele Ballaststoffe?

____

9. Warum sollst du Obst und Gemüse nicht schälen?

____

____

10. Viel trinken ist wichtig. Warum?

____

Mein Lexikon

Erkläre die Begriffe mit deinen eigenen Worten.

Skelett

Wirbelsäule

Bandscheiben

Gegenspieler

Lungenflügel

Kohlendioxid

Puls

Kreislauf

Zelle

Innere Organe

Trommelfell

Mein Lexikon

Regenbogenhaut ______________________________

____

Pupille ______________________________

____

Krankheitserreger ______________________________

____

Erholung ______________________________

____

Prellung ______________________________

____

Nährstoffe ______________________________

____

Vitamine ______________________________

____

Ballaststoffe ______________________________

____

Kohlenhydrate ______________________________

____

Wasserhaushalt ______________________________

____

Verdunstung ______________________________

____

Vielseitige Ernährung ______________________________

____

Lösungen (Körper)

Mein Körper — S. 1

1. und **2.**

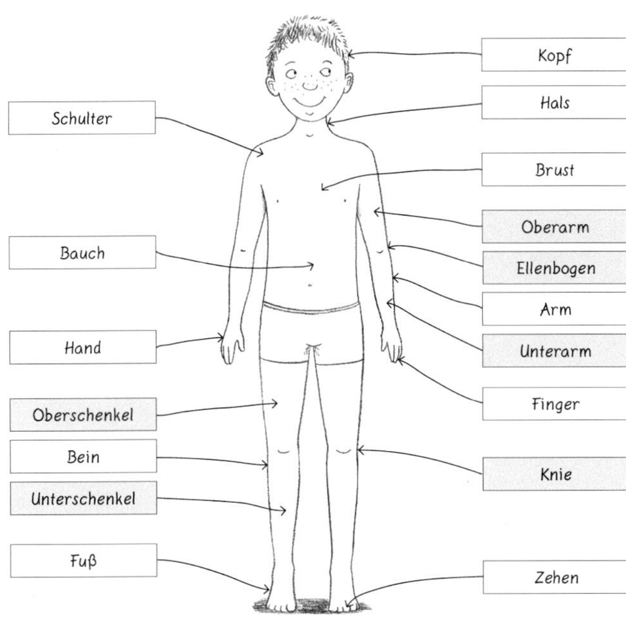

Das gehört zu meinem Körper (Suchsel) — S. 2

1. und **2.**

A	H	F	Z	A	R	G	H	K	N	O	P	X	S	M	S	E
B	L	I	N	D	D	A	R	M	S	D	V	B	N	A	S	E
A	B	N	W	E	Y	U	B	U	N	K	O	Ä	H	G	T	M
U	N	G	I	R	W	G	E	S	B	R	N	O	R	E	U	L
C	J	E	V	N	C	E	E	K	N	O	C	H	E	N	M	A
H	E	R	Z	N	L	N	Ä	E	X	Q	E	R	T	Z	U	I
L	Ö	N	R	P	B	O	I	L	M	C	S	E	A	C	F	G
T	H	Ä	N	D	E	N	I	N	L	M	U	N	D	T	I	D
Z	M	G	O	P	I	X	Y	Z	N	O	P	Q	W	R	N	T
B	N	E	K	L	N	E	R	A	I	U	O	P	R	Ö	G	Ä
G	N	L	R	L	E	B	E	R	R	T	N	F	Ü	ß	E	Ö
K	C	S	R	U	N	R	N	M	I	U	O	M	C	P	R	S
O	N	B	R	N	T	U	V	E	B	E	C	H	K	U	N	D
P	D	R	G	G	B	S	R	T	Z	U	N	G	E	B	I	M
F	Q	X	V	E	B	T	N	I	U	O	M	P	N	U	Ä	B

3. a) Bauch, Kopf, Fingernägel, Beine, Augen, Brust, Arme, Rücken, Finger, Nase, Hände, Mund, Füße, Ohren

b) Adern, Lunge, Muskeln, Magen, Zunge, Herz, Knochen, Blinddarm

Die wichtigsten Teile des Skeletts — S. 3

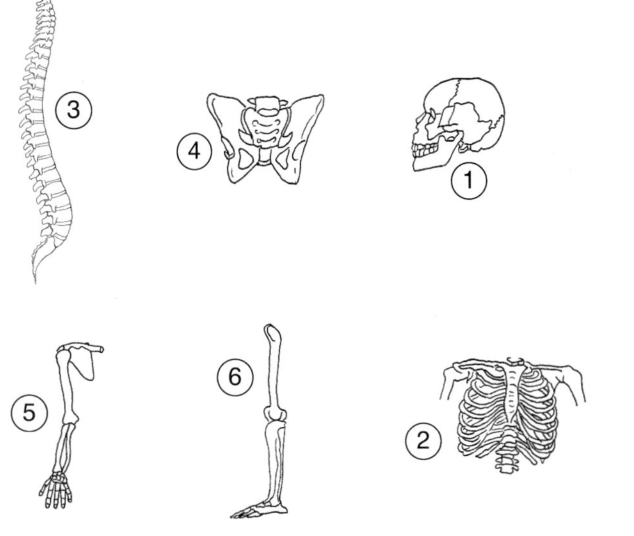

Das Skelett — S. 4

1. Das Gerüst aus Knochen nennt man Skelett. Es besteht aus über 200 Knochen. Sie halten und stützen unseren Körper und schützen die Organe. Die Knochen sind in Form und Größe unterschiedlich. Gelenke verbinden die Knochen miteinander. In einem Gelenk treffen zwei oder mehrere Knochen zusammen. Die größeren Knochen sind innen hohl und mit Knochenmark gefüllt. Das ist eine weiche Masse, in der, wie im Knochen selbst, Blutgefäße und Nerven liegen. Hier werden die Blutzellen gebildet. Gesunde Knochen sind stabil und außen hart. Um die Knochen herum befindet sich die Knochenhaut. Sie ist für das Wachstum des Knochens zuständig.

2. Das ist der Oberschenkelknochen.

Die Wirbelsäule — S. 5

2. a) Wirbel

b) Im Inneren der Wirbel

c) Zwischen den Wirbeln

d) Sie verhindern, dass die Wirbel aneinander reiben.

e) Dass wir uns drehen, bücken, strecken können.

Lösungen (Körper)

Unsere Gelenke **S. 6**

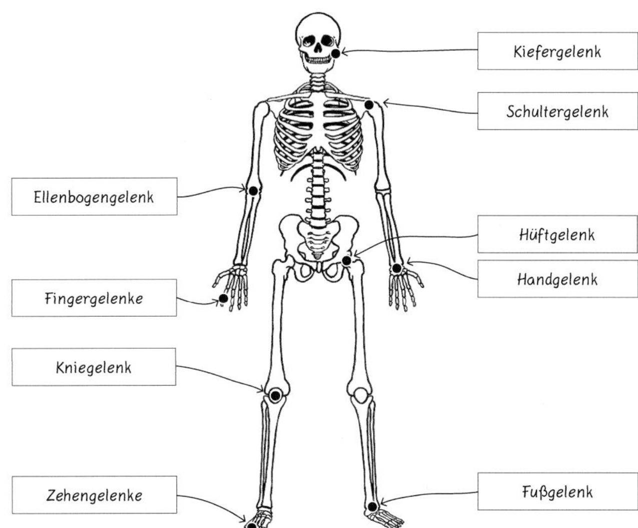

Gelenke machen uns beweglich **S. 7**

obere Zeile von links nach rechts:
1. Hüftgelenk, Schultergelenk, Handgelenk; 2. Zehengelenk, Fußgelenk, Kniegelenk, Hüftgelenk, Schultergelenk, Ellenbogengelenk; 3. Schultergelenk

untere Zeile von links nach rechts:
1. Fußgelenk, Hüftgelenk, Schultergelenk, Handgelenk; 2. Fußgelenk, Kniegelenk, Schultergelenk, Ellenbogengelenk, Handgelenk; 3. Zehengelenk, Fußgelenk, Kniegelenk, Schultergelenk, Ellenbogengelenk, Handgelenk

Muskeln bewegen uns (schwer) **S. 8**

2. a) Der stärkste Muskel ist der Kaumuskel.
b) Weil sich ein Muskel immer nur in eine Richtung bewegen kann. Zum Beugen des Armes und zum Strecken des Armes benötigen wir daher zwei Muskeln.
c) Gehen: 200; Lächeln: 17
d) Ohne Muskeln gibt es keine Bewegung.

Muskeln bewegen uns (mittel) **S. 9**

2. a) In deinem Körper arbeiten ungefähr 600 Muskeln.
b) 200 zum Gehen, 17 zum Lächeln
c) Ich müsste immer nach rechts schauen, wenn ich keinen Gegenspieler hätte, der den Kopf wieder zurück bewegt.
d) Muskeln können sich immer nur in eine Richtung bewegen.
e) Ohne Muskeln gibt es keine Bewegung.

Unsere Atmung **S. 10**

Lösung: ATMUNG

Luft anhalten (Versuch) **S. 11**

Meine Begründung: Wenn ich tief einatme, kann ich die Luft länger anhalten, da mein Körper mehr Sauerstoff zur Verfügung hat.

Puls messen (Versuch) **S. 14/15**

Meine Begründung: Im Ruhezustand schlägt mein Herz langsam, deshalb spüre ich weniger Pulsschläge. Nach sportlicher Bewegung schlägt mein Herz schnell. Nun fühle ich mehr Pulsschläge.

Der Blutkreislauf **S. 16**

1. Ein Vorgang, der nie endet, wird Kreislauf genannt. Der „Motor" unseres Blutkreislaufs ist das Herz. Das Herz besteht aus zwei Kammern. Die rechte Herzkammer pumpt das Blut in die Lunge.
Beim Einatmen wird das Blut mit Sauerstoff angereichert. Nun fließt das sauerstoffreiche Blut in die linke Herzkammer. Von hier aus wird das Blut zu allen Organen und Zellen gepumpt. Das Blut gibt Sauerstoff und wichtige Nährstoffe an die Zellen ab. Es nimmt Kohlendioxid und andere Abfallstoffe auf. Das sauerstoffarme Blut fließt nun zurück in die rechte Herzkammer und von da aus wieder in die Lunge. Der Kreislauf beginnt von neuem.
2. **Meine Überschrift:** Aufgaben des Blutes

Die Verdauung (mittel) **S. 17**

Lösung: VERDAUUNG

Die Verdauung (leicht) **S. 18**

Im Mund wird die Nahrung von den Zähnen zerkleinert und mit Speichel vermischt. Die Zunge schiebt den Essensbrei in die Speiseröhre. Sie ist wie ein Muskel und drückt die Speisen nach unten in den Magen. Hier wird der Speisebrei von der Magensäure noch einmal zerkleinert. Nach ein bis sechs Stunden rutscht der Brei in den Dünndarm. Dieser hat die Aufgabe, wichtige Nährstoffe herauszulösen und ins Blut abzugeben. Der Rest des Essens wird im Dickdarm von Bakterien zersetzt und zu Kot verarbeitet. Auf der Toilette geben wir durch den Enddarm Wasser, Bakterien und unverdauliche Speisereste ab.

Lösungen (Körper)

Das weiß ich jetzt über meinen Körper **S. 22**

1. Oberarm, Unterarm, Ellenbogen
2. Es hält und stützt unseren Körper und schützt die Organe.
3. Sie ist für die Körperhaltung und den aufrechten Gang zuständig. Ihre Wirbel bewirken, dass wir uns drehen, bücken und strecken können.
4. Im Inneren der Wirbel.
5. Wir brauchen Muskeln, um uns zu bewegen.
6. Damit unsere Muskeln kräftig und gesund bleiben, müssen wir sie viel und oft bewegen.
7. Zwischen den einzelnen Wirbeln der Wirbelsäule liegt jeweils eine Bandscheibe.
8. Fußgelenk, Kniegelenk, Zehengelenke
9. Der Herzschlag oder Puls entsteht durch das Zusammenziehen des Herzmuskels.
10. Die Magensäure zerkleinert den Essensbrei im Magen noch weiter.
11. Herz, Lunge, Magen, Nieren, Leber und Darm

Lösungen (Sinne)

Unsere fünf Sinne **S. 23**

1. Sehen Augen
2. Schmecken Zunge
3. Riechen Nase
4. Fühlen Haut
5. Hören Ohren

Der Geschmackssinn – die Zunge **S. 24**

Lösung: ZUNGE

Der Geruchssinn – die Nase (Experiment) **S. 26**

2. Viele Sachen können wir am Geruch erkennen. Besonders, wenn wir sie schon einmal gesehen haben. Unser Gehirn speichert das Bild und den dazugehörenden Geruch. So können wir bekannte Dinge erriechen, auch wenn wir sie nicht sehen. Unbekannte Sachen sind schwer oder gar nicht zu erriechen.

Der Gehörsinn – das Ohr **S. 27**

2. leise Geräusche: Ticken einer Uhr, Quelle, Waschmaschine, Echo, leichter Regen; laute Geräusche: Polizeisirene, Donner, Echo, Orkan, Trompete, Flugzeug, Wasserfall
3. Deine Ohren hören die Entfernung von Geräuschen
nah: Ticken eines Weckers, Flüstern, sich unterhalten
weit: Eisenbahn
sehr weit: Sirene der Feuerwehr, Düsenflugzeug

Der Sehsinn – das Auge **S. 29**

1.

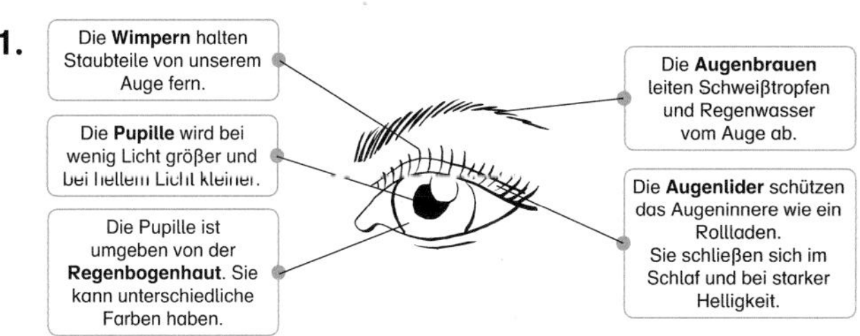

Sehtest (Experiment) **S. 30**

2. In der Ferne sehen wir nur große Gegenstände. In der Nähe sehen wir auch die kleinen Dinge deutlich.
Bei Dunkelheit sehen wir Lichter oder beleuchtete Gegenstände.
Bei Helligkeit sehen wir auch die Farben der Dinge.
Unsere Augen sind empfindlich. Wir müssen sie vor grellem Licht und spitzen Gegenständen schützen.

Lösungen (Sinne)

Schütze deine Augen (leicht) S. 31

Bild 1 – Sitze nicht zu nah vor dem Bildschirm deines Computers.
Bild 2 – Sitze nicht zu nah vor dem Fernseher und schaue nicht zu lange fern.
Bild 3 – Schütze deine Augen vor Fremdkörpern.
Bild 4 – Halte Bücher 30 cm von deinen Augen weg und lies nicht im Halbdunkel.
Bild 5 – Schaue nie direkt in die Sonne und nutze im Sommer eine Sonnenbrille.
Bild 6 – Lege dein Heft in 20 cm Entfernung auf dem Tisch ab und schreibe in aufrechter Haltung.

Schütze deine Augen (mittel) S. 32

Lösung: AUGENLICHT

Der Tastsinn – die Haut S. 33

1. Das kannst du mit deiner Haut fühlen: heiß, nass, weich, rau, feucht, trocken, warm, kalt

Das weiß ich jetzt über meine Sinne S. 34

Meine Sinnesorgane sind die Ohren, die Augen, die Nase, die Zunge und die Haut.
Mit der Zunge kann ich den Geschmack erkennen.
Die wichtigsten Geschmacksrichtungen sind süß, salzig, bitter und sauer.
Mit meinen Ohren erkenne ich die Richtung und die Entfernung von Geräuschen.
Meine Ohren können laute und leise Geräusche unterscheiden.
Laute Geräusche und spitze Gegenstände können das Trommelfell beschädigen.
Mit meinen Augen kann ich meine Umgebung sehen und Farben erkennen.
Die Pupille wird bei wenig Licht größer und bei hellem Licht kleiner.
Grelles Licht und spitze Gegenstände schaden meinen Augen.
Mein größtes Sinnesorgan ist die Haut.
Mit ihr kann ich tasten, fühlen und empfinden.

Lösungen (Gesundheit)

Halte deinen Körper gesund (Gruppenarbeit) S. 35

Mögliche Antworten:
Ernährung: viel trinken, vielseitig ernähren, …
Pflege: waschen, duschen, Zähneputzen, …
Erholung: genügend Schlaf, Ruhepausen, …
Bewegung: frische Luft, Sport, …
Kleidung: vom Wetter abhängig, wechseln, …

Für jedes Wetter die richtige Kleidung (mittel) S. 36

1. **Mögliche Antworten:**
   Sommerwetter: Shorts, T-Shirt, Sandalen, Sonnenhut, Badeanzug, …
   Regenwetter: Regenjacke, Regenschirm, Gummistiefel, Kopfbedeckung, ….
   Winterwetter: Schneeanzug, Mütze, Stiefel, Handschuhe, …
2. **Mögliche Antworten:** Frieren, schwitzen, Erkältung, …

Für jedes Wetter die richtige Kleidung (leicht) S. 37

1. **Sommerwetter:** Badeanzug, Badehose, Rock, Shorts, T-Shirt, Bluse, Sandalen
   Regenwetter: Gummistiefel, Regenmantel, Pullover
   Winterwetter: Winterstiefel, Mütze, Handschuhe, Schal, Winterjacke, Wollpullover
2. Erkältung, Lungenentzündung, …

Tom ist erkältet S. 38

1. **Mögliche Antworten:** Husten, Schnupfen, rote Nase, rote Augen, …
2. **Mögliche Antworten:** müde, schlapp, lustlos, …
3. Tom hat bei Regen nur ein T-Shirt getragen.
   Tom hat mit anderen erkälteten Kindern gespielt.
   Tom ist nach dem Sport verschwitzt an die kalte Luft gegangen.
   Tom ist nach dem Schwimmen mit nassen Haaren an die kalte Luft gegangen.

Lösungen (Gesundheit)

Rezept gegen Erkältungen (mittel und leicht) S. 39/40

1. Husten, Schnupfen, Halsschmerzen, Ohrenweh, Heiserkeit, Kopfschmerzen, Gliederschmerzen, Fieber
2. Wenn ich erkältet bin, muss ich viel trinken. So löst sich der Schleim besser und mein Körper trocknet nicht aus. Bei Kopfschmerzen und Fieber ruhe oder schlafe ich viel. Ich esse reichlich Obst und Gemüse. Dadurch bekommt mein Körper viel Vitamin C. Ich gehe öfter an die frische Luft oder lüfte mein Zimmer. Gegen Husten und Halsschmerzen lutsche ich zuckerfreie Halsbonbons. Wenn die Erkältung nach ein paar Tagen nicht besser wird, gehe ich zum Arzt. Medikamente nehme ich nur unter Aufsicht meiner Eltern.
3. Ich habe immer ein frisches Taschentuch dabei.
   Ich huste oder niese andere Menschen nicht an.
   Ich huste nicht in meine Hand, sondern in meinen Arm.

Immer diese Wascherei! S. 41

1. Im Laufe eines Tages sammeln sich unsichtbare Bakterien und andere Krankheitserreger auf unserer Haut. Sie können Entzündungen und Juckreiz auslösen. In Verbindung mit Schweiß entsteht ein unangenehmer Geruch. Krankheitserreger an den Händen und unter den Fingernägeln gelangen durch Mund und Nase in den Körper. Das kann uns krank machen. Daher sollst du täglich dein Gesicht, deine Ohren, deinen Hals, deine Achseln und deinen Unterleib mit Seife waschen. Und auch die Fingernägel und Hände nicht vergessen!
3. „Nach der Schule, vor dem Essen und nach der Toilette Händewaschen nicht vergessen."
4. **Expertenaufgabe:**
   a) Bakterien sind winzige Lebewesen. Sie sind in unserem Körper und auf der Haut. Sie können Krankheiten verursachen.
   b) Nützliche Bakterien in unserem Magen und im Darm helfen unserem Körper die Nahrung zu verdauen.

Körperpflege S. 42

1. Seife (Hände waschen), Nagel-Set (Nägel pflegen), Zahnbürste und -pasta (Zähne putzen), Shampoo (Haare waschen), frische Unterwäsche (wechseln), Haarbürste (Haare kämmen), Dusche (duschen), Nagelbürste (Fingernägel säubern)
2. a) Seife, Zahnbürste und -pasta, frische Unterwäsche, Haarbürste
   b) Shampoo, Dusche, Nagelbürste
   c) Nagel-Set

Dein Körper braucht Bewegung an der frischen Luft S. 43

3. Auch bei kaltem, nassem oder windigem Wetter sollen wir an die frische Luft gehen. Wenn wir immer in der warmen Wohnung sitzen, kann sich unser Körper nicht an unterschiedliche Temperaturen anpassen. Dadurch werden wir krank. Mit der richtigen Kleidung für jede Wetterlage können wir uns vor Krankheiten schützen. So wird unser Körper „abgehärtet" und er kommt mit jedem Wetter zurecht.

Erholung für deinen Körper S. 45

1. malen, lesen, Musik hören, basteln
2. **Mögliche Antworten:** zu viel gegessen, zu lange ferngesehen, aufregendes Fernsehprogramm geschaut, zu spät ins Bett gegangen, aufregende Erlebnisse vom Tag, Schmerzen, Probleme, …

Hilfe für die Wirbelsäule S. 46

1. und **2. Expertenaufgabe:**
In den Bildern 1, 3, 4, 7 und 9 wird die Wirbelsäule geschädigt, weil sie einer Krümmung ausgesetzt ist. Wir sollen die Wirbelsäule beim Sitzen, Gehen, Heben, Tragen usw. gerade halten.

Erste Hilfe S. 47

1. **Schürfwunde:** Reinige die Wunde mit klarem Wasser. Verbinde sie, wenn sie blutet.
   Schnittwunde: Klebe ein Pflaster darauf.
   Prellung: Kühle die Verletzung mit einem Kühlkissen.
   Verbrennung: Kühle die Hand mit kaltem Wasser.
   Nasenbluten: Lass das Blut über dem Waschbecken austropfen. Lege ein kaltes Tuch in seinen Nacken.
   Insektenstich: Lege eine Zwiebel darauf oder kühle ihn. Achtung: Bei einem Stich im Mundbereich musst du sofort Hilfe bei Erwachsenen holen!

Das weiß ich jetzt über Gesundheit S. 48

Lösung: GESUNDHEIT

Lösungen (Ernährung)

Alle Lebewesen brauchen Nahrung S. 49

a) Unser Körper braucht Energie, weil Organe, Zellen, Atmung, Herz und Muskeln auch arbeiten, wen wir schlafen.
b) Die Energie bekommen wir aus unserer Nahrung.
c) Die wichtigsten Nährstoffe sind Fette, Kohlenhydrate, Eiweiße, Mineralstoffe und Vitamine.
d) Weil in Pizza nicht alle Nährstoffe enthalten sind, die unser Körper braucht.
e) Damit unser Körper alle Nährstoffe bekommt, müssen wir uns von verschiedenen Nahrungsmitteln ernähren.
f) Es können Mangelerscheinungen auftreten und uns krank machen.

Nahrungsmittelgruppen S. 50

1. **Gruppe 1:** Wasser, Saft, Tee
   Gruppe 2: Karotte, Banane, Kopfsalat, Radieschen, Birne, Erdbeere, Trauben, Paprika
   Gruppe 3: Brot, Kartoffeln, Nudeln
   Gruppe 4: Wurst, Ei, Milch, Joghurt, Fleisch, Käse, Quark, Fisch
   Gruppe 5: Butter, Öl
   Gruppe 6: –

Die Lebensmittelpyramide S. 51

Von unten nach oben: 1. Getränke; 2. Obst, Gemüse;
3. Getreide, Getreideprodukte, Kartoffeln;
4. Milch, Milchprodukte, Fisch, Fleisch, Eier;
5. Fette, Öle; 6 Süßigkeiten

Energie für den Körper S. 52

In Getreide, Getreideprodukten und Kartoffeln sind besonders viele Kohlenhydrate und Eiweiße enthalten. Kohlenhydrate liefern Energie für Kraft und Ausdauer und erzeugen im menschlichen Körper Wärme. Dabei sollte man darauf achten, nur so viel Energie aufzunehmen, wie man verbrauchen kann. Sportler benötigen mehr Energie als Nicht-Sportler. Bei älteren Menschen ist der Energiebedarf geringer als bei Kindern und jüngeren Menschen. Nehmen wir zu viele Kohlenhydrate auf, so verwandelt der Körper diesen Nährstoff in Fett. Er lagert das Fett in der Haut ein und wir werden dick. Viele innere Organe werden durch zu viel Fett geschädigt. Auf einem vielseitigen Speiseplan müssen nicht immer Kartoffeln oder Nudeln stehen. Reis, Grünkern und andere Getreidearten liefern ebenfalls genügend Kohlenhydrate.

Den Nährstoffen auf der Spur S. 53

1. Kohlenhydrate sind unser wichtigster Energielieferant.
   Unser Körper braucht Fett, um Energie zu speichern.
   Eiweiß ist für den Aufbau von Muskeln, Organen, Knochen, Zellen und für unser Blut wichtig.
   Vitamine regeln viele wichtige Vorgänge im Körper und halten uns fit und gesund.
   Mineralstoffe braucht der Körper für den Aufbau von Körpergewebe, Zellen, Knochen und Zähnen.
   Wichtige Mineralstoffe sind zum Beispiel Calcium, Magnesium, Eisen, Zink und Jod.
   Ballaststoffe sind wichtig für eine gute Verdauung.
2. **Expertenaufgabe:** Diese Lebensmittel enthalten viel oder viele …
   Kohlenhydrate: Kartoffeln, Hülsenfrüchte, Brot, Schokolade, Nudeln, Zucker
   Fett: Olivenöl, Butter, Milchprodukte, Fisch, Nüsse, Käse, Fleisch, Margarine, Schokolade
   Eiweiß: Eiweiß, Fisch, Fleisch
   Vitamine: Obst, Milchprodukte, Gemüse, Käse, Margarine, Müsli
   Mineralstoffe: Milchprodukte, Fisch, Gemüse, Nüsse, Käse, Hülsenfrüchte, Margarine, Müsli
   Ballaststoffe: Obst, Gemüse, Hülsenfrüchte, Brot, Müsli

Stärketest (Versuch) (leicht) S. 55

Meine Vorgehensweise: Zuerst schäle ich eine rohe Kartoffel. Dann zerreibe ich die Kartoffel über dem Suppenteller. Nun presse ich das Fruchtfleisch durch das Geschirrtuch. Zuletzt lasse ich den Saft in das Glas laufen.

Meine Beobachtung: Der Kartoffelsaft ist trüb.

Meine Beobachtung und Begründung: Gestern war der Kartoffelsaft trüb. Heute sieht der Saft klarer aus. Am Boden des Glases hat sich etwas abgesetzt. Das ist die Stärke, die in der Kartoffel enthalten war.

Eiweiße S. 56

1. **pflanzliches Eiweiß:** Getreide, Gemüse, Bohnen, Linsen, Kartoffeln, Nüsse
   tierisches Eiweiß: Eier, Buttermilch, Käse, Geflügel, Quark, Fisch, Fleisch
2. **Lösung:** PROTEIN

Achtung, hier ist Fett versteckt! S. 57

Wurst, Pommes, Torte, Burger, Pizza

Lösungen (Ernährung)

Mach die Fettprobe (Versuch) **S. 57/58**

Meine Vorgehensweise: Zuerst lege ich ein Nahrungsmittel auf das Brettchen.
Dann drücke ich das Pergamentpapier darauf.
Nun nehme ich das Pergamentpapier hoch.
Zum Schluss färbe ich die Stelle mit einer Wasserfarbe.

Meine Beobachtung: Ich kann auf dem Papier nun einen Fettfleck erkennen, weil Fett die Wasserfarbe nicht annimmt. So kann ich sehen, welches Nahrungsmittel Fett enthält.

Eine gute Verdauung **S. 60**

1. **Lösung:** SATT
2. eine Schale Müsli, Vollkornbrot
3. Sie unterstützen die gesunde Verdauung. Ballaststoffe halten uns lange satt.
4. In einer Vitaminpille sind keine Ballaststoffe enthalten, in einem Apfel aber schon.

Der Wasserhaushalt unseres Körpers (Experiment) **S. 61**

1. **Meine Beobachtung:** An der Innenseite der Plastiktüte erkenne ich winzig kleine Wassertröpfchen.
   Meine Erklärung: In und auf meiner Haut befindet sich Feuchtigkeit, auch wenn ich sie nicht sehen kann. Bei Wärme verdunstet die Feuchtigkeit.
2. **Meine Beobachtung:** Auf dem Spiegel erkenne ich winzig kleine Wassertröpfchen.
   Meine Erklärung: Meine Atemluft enthält Feuchtigkeit, die sich beim Ausatmen auf dem Spiegel niederschlägt.

Wasser abgeben – Wasser aufnehmen (mittel) **S. 62**

1. Damit alle Abläufe in unserem Körper richtig funktionieren, brauchen wir einen gesunden Wasserhaushalt. Flüssigkeit, die der Körper abgibt, muss im gleichen Zeitraum durch Trinken oder Essen wieder aufgenommen werden. Besonders viel Flüssigkeit ist in Obst und Gemüse enthalten.
   Unser Körper gibt beim Atmen, beim Schwitzen, bei der Abgabe von Kot und Urin und durch Verdunsten von Feuchtigkeit auf der Haut Flüssigkeit ab.
   Erheblich mehr Wasser braucht der Körper bei großer Hitze, beim Sport, bei schwerer körperlicher Arbeit, bei Fieber, Erbrechen und Durchfall.
2. Folgen des Wassermangels können sein: Kopfschmerzen, trockene Haut und Lippen, Müdigkeit, Verstopfung

Wasser abgeben – Wasser aufnehmen (leicht) **S. 63**

von links oben nach rechts unten:

Bild 1:	Auch mit dem Essen nehmen wir Wasser auf. Viel Flüssigkeit ist in Obst und Gemüse enthalten.
Bild 2:	Mit Urin und Kot geben wir auf der Toilette Flüssigkeit ab.
Bild 3:	Durch Verdunstung auf der Haut geben wir Wasser ab.
Bild 4:	Durch die Atmung geben wir Flüssigkeit ab.
Bild 5:	Mit Getränken nehmen wir Wasser auf. Das sollten etwa 1,5 bis 2 Liter sein.
Bild 6:	Durch Schwitzen geben wir Wasser ab.

Gesunde Durstlöscher **S. 65**

1. **gesund:** Früchtetee, Kräutertee, Mineralwasser, Apfelschorle, Orangensaft, Wasser
   ungesund: Cola, Limonade, Kakao, Eistee

Lösungen (Ernährung)

Einseitig oder vielseitig? (Projekt) S. 66/67

2.

	Morgen	Pause	Mittag	Nachmittag	Abend
Paul	Zucker-schnecke	Schokoriegel	Portion Pommes frites, Flasche Cola	Toastbrot mit Nuss-Nougat-Creme	Pizza und Limonade, Chips und Gummi-bärchen
Julia	Schale Müsli und Kräuter-tee	Scheibe Voll-kornbrot mit Wurst und Apfel, Mineralwasser	Spaghetti mit Gemüse-soße, Teller Blattsalat mit Tomaten und Gurken, Glas Apfel-schorle	Weintrauben, Glas Mineral-wasser	Brot mit Wurst und Käse, Paprika, Tomaten, Gurken, Tasse Früchte-tee, Stückchen Schoko-lade

3. **Paul:** Fett, Zucker, Stärke, Kohlenhydrate, Ballaststoffe
Julia: Zucker, Stärke, Vitamine, Kohlenhydrate, Eiweiß, Ballaststoffe, Mineralstoffe

4. Paul ernährt sich einseitig und ungesund.
Julia ernährt sich vielseitig und gesund.
Julia isst morgens, mittags und abends.
Zwischendurch isst sie kleine Zwischenmahlzeiten.
Paul überspringt das Frühstück und isst dafür riesige Portionen zu Mittag und Abend.
Julia treibt viel Sport in ihrer Freizeit und ist topfit.
Paul hat zu wenig Bewegung und ist oft schlapp.

Wir ernähren uns ausgewogen (Gruppenarbeit) S. 68

Eine gesunde Ernährung bedeutet …
… viele verschiedene Lebensmittel zu sich nehmen.
… wenig Fett zu sich nehmen.
… viel Vollkornbrot, Gemüse und Obst zu essen.
… viel zu trinken.
… wenig Süßigkeiten zu essen.
… viele kleine Mahlzeiten am Tag zu essen.

Das gehört zu einer gesunden Ernährung (Suchsel) S. 69

1.

D	F	O	C	K	O	H	L	E	N	H	Y	D	R	A	T	E	M	I	P	L
V	J	G	M	K	L	A	Ö	S	A	F	B	N	E	R	O	N	C	O	L	A
M	D	B	I	N	P	M	I	L	C	H	Ü	K	P	X	M	Ä	H	S	G	V
B	K	L	N	Z	U	B	S	W	N	M	K	V	I	T	A	M	I	N	E	P
H	K	O	E	P	G	U	R	K	E	Ü	D	C	Z	G	T	H	P	E	T	T
Q	U	A	R	K	E	R	T	Z	N	H	I	O	Z	Y	E	B	S	A	R	B
Ä	R	T	A	J	O	G	H	U	R	T	G	P	A	P	R	I	K	A	E	M
M	Ü	S	L	I	X	E	H	U	M	K	P	O	Ü	D	R	T	G	H	I	M
Z	U	H	S	I	O	R	P	Ü	K	L	N	M	S	D	C	H	V	B	D	E
B	H	G	T	I	O	P	M	V	G	F	R	M	V	B	F	F	R	T	E	N
S	C	H	O	K	O	L	A	D	E	G	H	E	J	F	R	I	E	R	T	Z
A	Z	H	F	B	R	T	C	D	M	J	K	S	L	O	P	S	M	F	E	R
L	F	G	F	B	N	Z	E	K	I	O	P	L	K	K	U	C	H	E	N	V
A	X	C	E	I	W	E	I	ß	U	I	O	P	R	T	V	H	G	T	L	P
T	G	H	J	K	Ö	N	S	D	F	G	H	P	O	E	R	W	Q	T	Ü	P

2. a) Gesunde Lebensmittel: Milch, Quark, Joghurt, Paprika, Müsli, Salat, Tomate, Fisch, Getreide

b) Ungesunde Lebensmittel: Hamburger, Cola, Schokolade, Eis, Pommes, Kuchen

c) Nährstoffe: Kohlenhydrate, Vitamine, Mineralstoffe, Fett, Eiweiß

Das weiß ich jetzt über Ernährung S. 70

1. Über die Nahrung nimmt unser Körper Energie auf. Er braucht Energie, damit er richtig funktioniert.
2. In keinem Lebensmittel sind alle Nährstoffe enthalten, die wir brauchen. Deshalb müssen wir verschiedene Lebensmittel essen.
3. Aus den Gruppen „Getränke", „Obst, Gemüse" und „Getreide, Getreideprodukte, Kartoffeln" soll ich reichlich essen.
4. Unser Körper verwandelt den Zucker in Fett und wir werden dick.
5. Eiweiß braucht unser Körper zum Aufbau von Muskeln, Organen, Knochen, Zellen und für unser Blut.
6. Versteckte Fette sind Fette, die wir nicht sehen können.
7. Vitamin C schützt vor Erkältungskrankheiten. Es ist in Zitrusfrüchten, Paprika, Tomaten und Kohl enthalten.
8. Besonders viele Ballaststoffe befinden sich in Obst, Gemüse, Getreideprudukten und Hülsenfrüchten.
9. Weil die Ballaststoffe und Vitamine hauptsächlich in der Haut von Obst und Gemüse enthalten sind.
10. Viele wichtige Funktionen unseres Körpers sind erst durch ausreichend Flüssigkeit möglich. Unser Körper gibt über den Tag viel Wasser ab. Wenn wir nicht genügend trinken, trocknen wir aus.